# 入門 運動器の超音波観察法

## 実技編 プローブ走査を中心に

一般社団法人 日本超音波骨軟組織学会 編

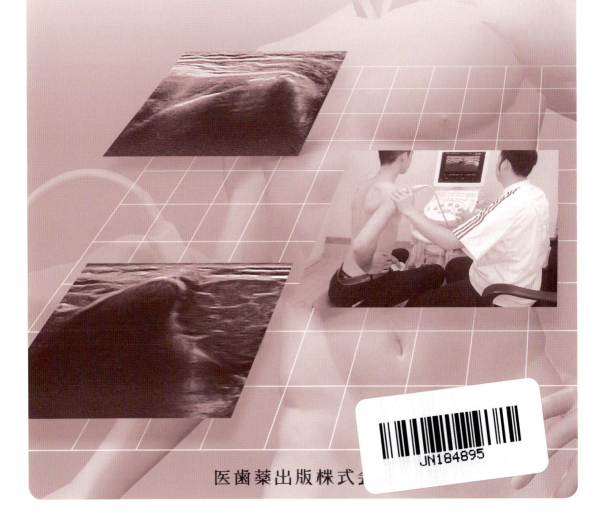

This book was originally published in Japanese
under the title of :

Nyumon Undouki-no Chouonpa Kansatsuhou Jitsugi-hen
—Purobu Sousa-wo Chushin-ni

(Ultrasound scanning technique of bone and muscle)

Editor :
The Japanese Society of Bone and Muscle Ultrasound

© 2018  1st ed.

ISHIYAKU PUBLISHERS, INC.
   7-10, Honkomagome 1 chome, Bunkyo-ku,
   Tokyo 113-8612, Japan

## 序 Preface

　本書は，画像描出技術（実技）に特化し，画像描出までこの一冊でできるように初学者に理解しやすく構成された内容となっています．

　本書の企画の契機は，一般社団法人日本超音波骨軟組織学会（以下，本学会）で開催されている教育セミナーにおいて，参加者から実技を学ぶための書籍を求める声が多く寄せられたことにあります．その期待に応える形で本学会の学術部を中心として出版構想に着手しました．

　ここ数年で運動器の超音波観察の進化はめざましく，多くの医療に携わる方々から注目されるようになってきています．運動器に関する超音波の書籍も増えており，その多くは著名な医師などにより執筆され，新しい知見が次々と常識化されています．一方で，画像描出の基本となるプローブワークに関しては，プローブの持ち方や走査法を細かく解説した書籍は数少ない状況です．本学会ではプローブワークに主眼を置いたハンズオンセミナーを行っていますが，参加者より「書籍に記載されているとおりに行っているが，同じ画像が撮れない」あるいは，「再現性のある撮り方のコツを教えてほしい」などとプローブワークに関する相談を受けます．超音波観察は，わずか数 mm の違いで全く別の画像になってしまうため，書籍と同じ画像が得られず苦労されております．それは（その大きな理由は）基本的なプローブワークについて理解が不十分であるということがわかりました．これらのことから本学会では，今必要な情報は何か，ポイントとなる項目は何かなどについて出版企画会議を重ね，本書は「プローブワークに特化した内容にすべきである」との結論に至りました．

　本書の特長は，数ある書籍と同じような画像を描出できるプローブワークを詳しく学べることです．超音波観察をこれから始めようと考えたときには，いろいろな書籍と本書を一緒に使用することにより，さらに理解が深まるようにプローブワークの基本的な事項を多数記載しています．従来の書籍だけでは理解が難しかった基本的な部分まで本書を通じて理解できるようになり，そして正しいプローブワークを身につけることが可能となるよう重点をおきました．本書を活用することで，より多くの書籍の理解が深まり，知識の整理がしやすくなることと思います．超音波というツールを用いて他職種と同じ土俵の上で意義のある討論ができる契機になり，そして多くの医療に携わる方々のレベルアップ，日常の施術に役立つ参考の一助となるよう本書が使われることを願い，巻頭の挨拶とさせていただきます．

　なお，本書に表記されている症例では，整形外科的傷病名が含まれており，職種によっては業務の範囲を超えるものもありますが，鑑別が必要なものは採用し，正しく学んでいただくことを目的として記載していることをご理解ください．

　最後に本書を作成するにあたって執筆者の多大なご尽力と貴重なご意見，ご指導いただきました多くの諸先生方，そして本書を編集する機会を提供して下さった医歯薬出版株式会社のご協力に深く感謝いたします．

2017 年 11 月

一般社団法人 日本超音波骨軟組織学会　会長　山田直樹

# 目次

本書の利用にあたっての注意事項　Ⅷ

## 基礎編

### 表示方法 〈金田　晋〉 1
はじめに　1／短軸走査　1／長軸走査　2

## 上肢編

### 肩関節 〈山田直樹〉 5
〈前方走査〉5
　1．短軸走査　7
　2．長軸走査　9
〈外上方走査〉13
　1．長軸走査　14
　2．短軸走査　16
〈後方走査〉21
　1．短軸走査　23

### 肘関節 〈曽山良之輔〉 25
〈前方走査〉25
　1．短軸走査　27
　　①上腕骨遠位　27／②上橈尺関節　28
　2．長軸走査　30
　　①腕橈関節　30／②腕尺関節　30
〈外側走査〉32
　1．長軸走査　33
　　①上腕骨外側上顆　33
　2．短軸走査　34
　　①上腕骨外側上顆　34／②橈骨頭　36
〈内側走査〉37
　1．長軸走査　37
　　①上腕骨内側上顆部〜内側側副靱帯前斜走線維　37
　2．短軸走査　39
　　①上腕骨内側上顆〜肘頭　39
〈後方走査〉41
　1．長軸走査　43
　　①肘頭，肘頭窩　43／②上腕骨小頭　45
　2．短軸走査　46
　　①上腕骨骨幹部遠位〜腕尺関節　46

### 手関節 〈新井達也〉 50
〈掌側走査〉50
　1．短軸走査　51

        2. 長軸走査　*51*
　　〈背側走査〉*53*
        1. 短軸走査　*54*
        2. 長軸走査（橈骨遠位）　*56*
　　〈橈側走査〉*59*
        1. 短軸走査　*59*
        2. 長軸走査　*60*
　　〈尺側走査〉*61*
        1. 短軸走査　*61*
        2. 長軸走査　*63*

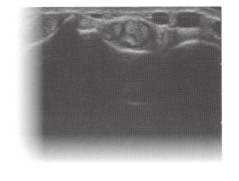

# 手指部　〈新井達也〉*65*
　　〈掌側走査〉*65*
        1. 長軸走査　*65*
        2. 短軸走査　*68*
            ①中手骨レベル　*68*／②基節骨近位レベル　*68*／③基節骨遠位レベル　*68*／④中節骨近位レベル　*69*
　　〈背側走査〉*70*
        1. 長軸走査　*71*
            ① MP 関節レベルの走査　*72*／② PIP 関節レベルの走査　*72*／③ DIP 関節レベルの走査　*73*
        2. 短軸走査　*73*
            ①中手骨遠位レベル　*73*／② PIP 関節レベル　*73*／③ DIP 関節レベル　*73*
　　〈橈側走査・尺側走査〉*75*
            ① PIP 関節（第 3 指）側副靱帯の走査　*76*／②母指 MP 関節の走査　*76*

## 下肢編

# 股関節　〈曽山良之輔〉*79*
　　〈前方走査〉*79*
        1. 大腿骨骨幹部前方の短軸走査　*80*
        2. 大腿骨骨幹部前方の長軸走査　*80*
        3. 大腿骨近位部前方の長軸走査　*81*
        4. 股関節前方，大腿骨頭・頸部の長軸走査　*81*
        5. 下前腸骨棘から関節部を長軸走査　*83*
　　〈外側走査〉*84*
        1. 大腿骨骨幹部外側の短軸走査　*85*
        2. 大腿骨大転子の短軸走査　*86*
        3. 大腿骨大転子の長軸走査　*87*
　　〈後方走査〉*88*
        1. 大腿骨大転子を後方より長軸走査　*89*
        2. 股関節後方の長軸走査　*90*

# 膝関節　〈矢島　勇〉*92*
　　〈前方走査 ①大腿下部前面〉*92*
        1. 長軸走査　*93*
        2. 短軸走査　*94*

①大腿下部前面近位部　*94* ／②大腿下部前面中間部　*94* ／③大腿下部前面遠位部　*95*
　〈前方走査 ②膝蓋骨〜下腿近位部〉 *97*
　　1．長軸走査（膝蓋骨） *98*
　　2．短軸走査（膝蓋骨） *98*
　　1．長軸走査（膝蓋腱） *100*
　　2．短軸走査（膝蓋腱） *101*
　　　①近位部　*101* ／②中間部　*102* ／③遠位部　*102*
　〈内側走査〉 *103*
　　1．長軸走査　*105* ／ 2．短軸走査　*106*
　〈外側走査〉 *107*
　　1．長軸走査　*109*
　　　①大腿骨外側上顆から外側側副靱帯（LCL）　*109* ／②大腿骨外側顆から腸脛靱帯（ITT）　*110*
　　2．短軸走査　*111*
　　　①大腿骨外側上顆から外側側副靱帯（LCL）　*111* ／②大腿骨外側上顆から腸脛靱帯（ITT）　*112*
　〈後方走査〉 *114*
　　1．長軸走査　*115* ／ 2．短軸走査　*117*

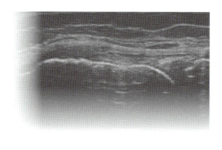

# 下腿部　〈勝田 淨邦〉 *119*
　〈後方走査〉 *119*
　　1．アキレス腱付着部の短軸走査　*120*
　　2．アキレス腱付着部の長軸走査　*120*
　　3．アキレス腱の短軸走査　*121*
　　4．アキレス腱の長軸走査　*122*
　　5．腓腹筋筋腱移行部の短軸走査　*123*
　　6．腓腹筋筋腱移行部の長軸走査　*124*
　　7．腓腹筋，ヒラメ筋の短軸走査　*124*
　　8．腓腹筋，ヒラメ筋の長軸走査　*125*
　〈後外側走査〉 *127*
　　1．腓骨筋腱支帯部の短軸走査　*128*
　　2．腓骨筋腱支帯部の長軸走査　*128*
　　3．長腓骨筋，短腓骨筋の短軸走査　*128*
　　4．長腓骨筋，短腓骨筋の長軸走査　*128*

# 足関節　〈金田 晋〉 *132*
　〈外側走査〉 *132*
　　1．外果（Lateral Malleolus）長軸・短軸走査　*132*
　　2．前距腓靱帯（Anterior talo fibular ligament：ATFL）の長軸・短軸走査　*134*
　　3．踵腓靱帯（Calcaneofibular ligament：CFL）の短軸・長軸走査　*137*
　　4．二分靱帯（Bifurcate Ligament：BL）の長軸走査　*139*
　〈前方走査〉 *141*
　　1．前下脛腓靱帯（Anterior inferior tibio-fibular ligament：AITFL）の長軸走査　*141*
　〈内側走査〉 *144*
　　1．内果（Medial Malleolus）の短軸・長軸走査　*144*
　　2．三角靱帯（Deltoid ligament：DL）の長軸走査　*145*

# 足部　〈金田 晋〉 *150*
　〈内側走査〉 *150*
　　第1中足骨，内側楔状骨，舟状骨，距骨，内側長軸・短軸走査　*150*
　〈背側走査〉 *152*

1. 距骨，舟状骨背側短軸，長軸走査（ショパール関節，リスフラン関節），第1趾，中足趾節間関節，趾節間関節，背側走査　153
2. 距骨頸部，距骨滑車部，脛骨，距骨長軸，舟状骨，立方骨，楔状骨背側短軸，長軸走査，ショパール関節，リスフラン関節，近位趾節間関節，中足趾節間関節，趾節間関節背側走査　154

〈外側走査〉159
　　第5中足骨・基節骨・中節骨・末節骨，外側長軸走査・短軸走査　160
〈底側走査〉162
　　踵骨長軸走査・短軸走査　163

## 体幹編

**肋骨** 〈金田　晋〉164
　〈前方・後方走査〉164

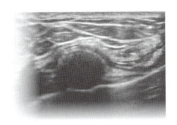

## 観察症例

| | |
|---|---|
| 上腕二頭筋長頭腱炎 … 12 | アキレス腱炎 … 126 |
| 上腕二頭筋長頭腱断裂 … 12 | 腓腹筋内側頭肉ばなれ … 127 |
| 腱板損傷 … 18 | 外果骨折 … 134 |
| 肘内障 … 31 | 前距腓靭帯損傷 … 137 |
| 骨棘を伴った上腕骨外側上顆炎 … 36 | 踵腓靭帯損傷 … 139 |
| 内側型野球肘 … 41 | 踵立方靭帯損傷，踵骨前方突起損傷 … 141 |
| 肘関節捻挫に伴う血腫 … 49 | 前下脛腓靭帯損傷 … 144 |
| 橈骨遠位端骨折（掌側） … 53 | リスフラン関節症 … 156 |
| 橈骨遠位端骨折（背側） … 58 | 末節骨骨折 … 161 |
| PIP関節捻挫 … 70 | 肋骨骨折 … 167 |
| 第5指基節骨骨折 … 74 | |
| 第4指基節骨での斜骨折 … 75 | |
| 単純性股関節炎 … 84 | |
| 膝蓋上嚢に貯留した水腫 … 96 | |
| 分裂膝蓋骨（Saupe Ⅲ型） … 100 | |
| オスグッド・シュラッター病 … 102 | |
| ファベラ（腓腹筋外側頭種子骨） … 118 | |

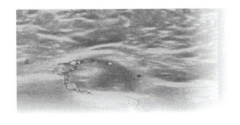

索　引 … 169

# 本書の利用に当たっての注意事項

　超音波画像診断装置の運用には細心の注意を払い正しい利用を心がけてください．また，一般社団法人日本超音波骨軟組織学会（以下，本学会とする）の会員である柔道整復師においては，本学会が定める超音波画像診断装置の使用についての「接骨院・整骨院における超音波観察装置の運用マニュアル」を厳守することとし，他の職種や会員外の柔道整復師に関しても下記の注意事項を遵守して，業種に関係なく正しい超音波画像診断装置の運用を行ってください．なお本会が定める運用マニュアルの抜粋を以下に記載します．

## 1．柔道整復の業務範囲内における超音波観察について

1) 柔道整復師が超音波画像診断装置を取り扱える範囲は，運動器疾患の観察のみであり運動器以外の観察は禁忌です．
2) 評価をした場合には，患者様にはその旨の説明を受ける権利があり，柔道整復師には説明する義務があります．
3) 柔道整復の業務範囲内であっても，骨折と脱臼は保険協定で医師の同意が必要となります．超音波観察を行っても，医師の診断が最終診断となることに現状では変わりありません．打撲・捻挫・挫傷に関しても，柔道整復師が超音波観察を行うに当たり，医師との連携は必要と本学会では考えています．
4) 超音波画像診断装置を使用する場合は，いかなる状況においても患者様に対し，わかりやすい言葉で，その使用目的の説明を行い，超音波画像診断装置の運用に当たっては同意を得なければなりません．また，知り得た個人情報に対しては守秘義務が生じ，研究発表などにおいてその超音波画像を使用する場合は，患者様や関係者の同意を必ず得なければ学術大会などで使用することはできません．
5) 超音波観察において，運動器の損傷の判断がつかない場合はすみやかに医師への対診が必要です．医師への紹介に際しては患者様の同意を得てください．
6) 画像データを共有する場合は，個人情報保護の観点から患者様のプライバシーを最大限に配慮し，個人情報が画像に含まれていないことを十分に確認してください．
7) 超音波画像に頼りすぎることなく，視診・問診・触診および徒手検査は必ず実施してください．また，超音波観察を用いる理学検査法などの精度も上げるように努めなければなりません．
8) 超音波観察を行うに当たっては，施術する柔道整復師の経験や検査技術，超音波画像診断装置の精度が考慮されるべきです．また，その差異を少しでも埋めるために，初検時には両側（患側，健側）の比較を行い，必要に応じて経過観察時においても両側を比較検討する必要があります．
9) 施術上の判断は迅速に行われるべきです．患者様は超音波観察の内容や結果について十分な説明を受ける権利があり，患者様の家族に対しても必要に応じて説明する義務があります．
10) 超音波画像診断装置の画像上に異常が見つからなくても，症例によっては慎重な経過観察が必要です．経過観察に当たっては記録が重要ですが，単純に画像を比較するだけではなく，通常検査や徒手検査および両側（健側，患側）の比較を行うようにしてください．

## 2. 超音波画像診断装置の取り扱いについて

1) 超音波画像診断装置の使用に当たっては，学会などで認定された有資格者の指導を受け，機器に付属しているマニュアル等で使用上の注意点を必ず確認してください．また，本学会が主催する学術大会やセミナーなどに定期的に参加し，基礎知識の習得だけではなく，学会認定技師の資格取得など観察技術の研鑽に努めるようにしてください．

2) 超音波画像診断装置の選択に当たっては，人体に当てることの安全性を保証された「医薬品，医療機器等の品質，有効性及び安全性の確保等に関する法律」認定の装置を選択してください．

3) 超音波画像診断装置の設置場所については，水や薬品がかかりやすい場所や傾斜して装置が安定しない場所を避け，電源・電圧の安定やアースの状態など機材添付の取扱説明書をよくお読みください．

4) 超音波画像診断装置を使用する前には必ず点検をしてください．装置が正確に作動しているか，コード類の接続は確実かを確認するとともに，他の機器との併用は装置が不安定に作動することがあるので十分に注意を払って使用してください．

5) 超音波画像診断装置の使用に際しては，必要な時間と量を超えないようにし，装置及び患者様に異常がないか絶えず監視してください．また，装置に検査者以外の手などが触れることのないように注意してください．

6) 超音波画像診断装置の使用後は，定められた手順により使用前の状態に戻し，電源を切ります．コード等の取り外しには無理な力をかけたりせず，プローブ等は清潔にして整理しておきます．

7) 超音波画像診断装置が故障した時は速やかに使用を中止し，専門業者に動作確認と修理を依頼して安全を確保してください．

8) 超音波画像診断装置の改造をしてはいけません．また，定期的に保守点検を必ず行ってください．

なお，本学会では「医薬品，医療機器等の品質，有効性及び安全性の確保等に関する法律」を遵守しており，国内で薬事認可が取れていない超音波画像診断装置の使用は認めておりません．超音波画像診断装置を使用する場合は関係する法令に従い，適切な機器の運用を実施してください．

本学会ホームページ：『JSBM』または『日本超音波骨軟組織学会』で検索してください．
一般社団法人日本超音波骨軟組織学会 URL：http://www.japan-ubm.jp/

# 表示方法
## Scan Procedure

基礎編　上肢編　下肢編　体幹編

## はじめに

　運動器系の超音波断層像の表示方法については，日本超音波医学会に準じた表示方法とする．

　短軸走査：目的とする運動器官や組織の長軸（近位から遠位，あるいは起始部から停止部）に対して，探触子を直角にすること．

　長軸走査：目的とする運動器官や組織の矢状面に対して，探触子を平行にすること．

　走査とは，探触子（プローブ）の当て方のことである．画像を被検者と方向が一致するように表示させるためには，原則的に横断面（短軸像・水平断面）では，解剖学的正位（関節の角度0，前腕回外位，足関節底屈位）で，仰臥位の場合は，被検者を下から見上げた断面像とする．したがって，上肢の場合，画面上方が被検者の上肢前面部となる．アキレス腱の描出や下腿三頭筋の描出での後方走査など腹臥位で描出する場合は，仰臥位との表示方法とは逆になり，画面上方が被検者の上肢後面部となる（図1）．

　左右の表示では，右上下肢の場合，画面向かって左が被検者の外側，画面向かって右が被検者の内側となる．左上下肢の場合は逆となり，画面向かって右が被検者の外側，左が被検者の内側となる（左肩関節や左肋骨の描出など）．

## 短軸走査

### 前方走査

　右上肢（肘関節部）上腕骨小頭が位置する外側を画面向かって左側とする（図2）．

　右下肢（大腿部）外側広筋が位置する外側を画面向かって左側とする（図3）．

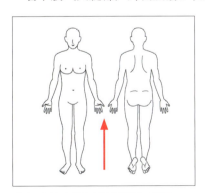

図1　下から見上げた断面像で表示

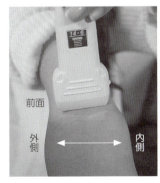

図2　右上肢（肘関節部）の超音波画像（前方走査）

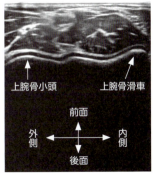

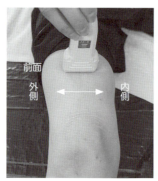 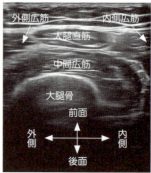

図3　右下肢（大腿部）の超音波画像（前方走査）

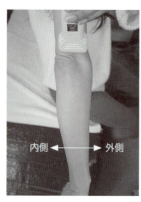 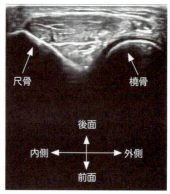

図4　右上肢（肘関節部）の超音波画像（後方走査）

### 後方走査

右上肢（肘関節部）尺骨が位置する内側を画面向かって左側とする（図4）．

## 長軸走査

縦断面（長軸像・矢状断面）では，右上肢（肘関節部）上腕骨が描出される近位（頭側）が画面向かって左側に，右上肢（肘関節部）橈骨が描出される遠位（尾側）が画面向かって右側とする（図5）．

四肢でのプローブの走査方法は，四肢の前方からの走査を前方走査，四肢の後方からの走査を後方走査，四肢の外側からの走査を外側走査，四肢の内側からの走査を内側走査という．

このほかに，肩関節においては，腱板の損傷，関節唇の損傷などで描出する外上方走査（図6），腋窩から描出する腋窩走査がある．腋窩走査は，上肢が挙上位になり近位と遠位を間違えないようにする（図7）．

ただし手および足の場合は，下記の語を使用する（図8，図11）．

手の掌側からの走査は掌側走査，手の背側からの走査は背側走査，手の橈側からの走査は橈側走査，手の尺側からの走査は尺側走査，足の背側からの走査は背側走査，足の底側からの走査は底側走査，足の外側からの走査は外側走査，足の内側からの走査は内側走査

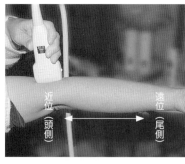
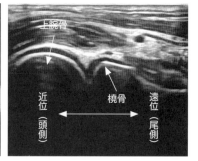

図5　右上肢（肘関節部）の超音波画像（側方走査）

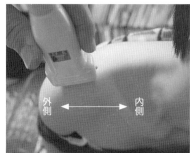

図6　外上方走査（右肩）

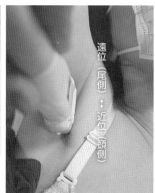

図7　腋窩走査

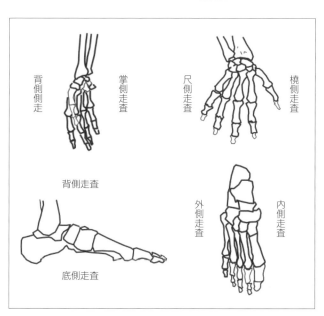

図8　手足の走査名

という．

　長軸走査の場合，近位を画面に向かって左側に描出するように定める（図9）．

　ただし，左手の表示のみこの逆としてもよい．その場合は，方向がわかるように近位と遠位を表記する（図10）．

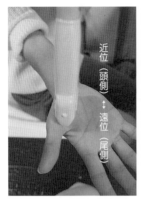
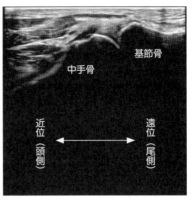

図9　掌側走査（右手）

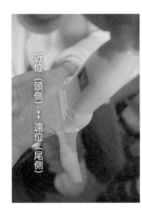
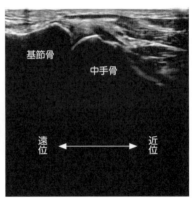

図10　掌側走査（左手）のみ近位，遠位を逆に表示してもよい

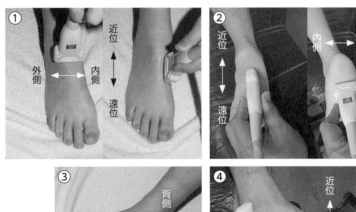
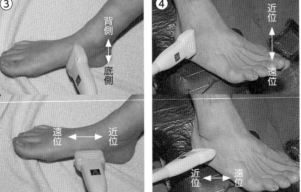

図11　足部の走査名　①背側走査．②底側走査．③内側走査．④外側走査

# 肩関節
Shoulder joint

## 前方走査

上腕二頭筋や肩甲下筋の腱炎や断裂，石灰化などが疑われた場合に行われる走査方法である．

### 臨床所見

圧痛や運動痛などが前方の上腕骨結節間溝周辺に認められた場合や，肩関節の屈曲，外転，回旋時などに肩関節前方へ運動痛が認められる等の臨床所見が確認された場合に行う．

### 徒手検査

徒手検査法の例を挙げる．これらの徒手検査を行い鑑別を行う．
- Yergason test（ヤーガソンテスト）
- Speed test（スピードテスト）
- Popeye sign（ポパイサイン）
- Lift off test（リフトオフテスト）

  など

### 体表上のランドマーク

肩峰，烏口突起，上腕骨大結節（**図1**）

### エコー画像でのランドマーク

烏口突起，上腕骨大結節・小結節，上腕二頭筋長頭腱（long head of biceps：LHB），上腕骨結節間溝（**図2**）

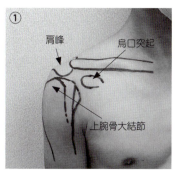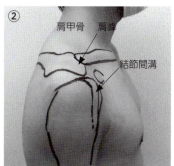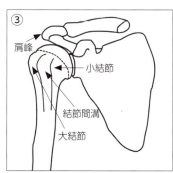

**図1 体表上のランドマーク** ①正面より．②側面より．③肩部前面シェーマ

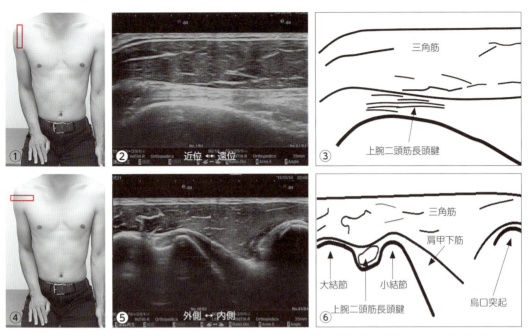

図2 エコー画像でのランドマーク　①長軸走査におけるプローブ位置（赤枠）．②長軸像．③シェーマ．④短軸走査におけるプローブ位置（赤枠）．⑤短軸像．⑥シェーマ

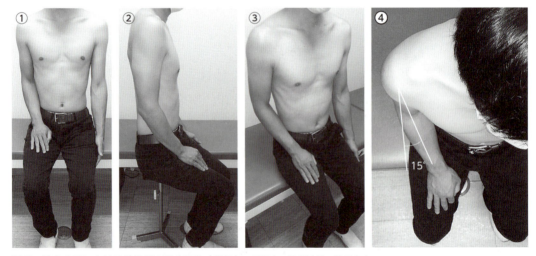

図3 前方走査における被検者の基本肢位　①前方．②側方．③前外側．④前上方

### 被検者の基本肢位

　被検者は座位にて，検査側の手を同側の大腿部に乗せてもらい肩関節は軽度内旋させる（図3）．

　肩関節を内旋15°程度の軽度内旋位にすることでLHBと結節間溝の位置は真正面方向を向くこととなり，観察部位の把握がしやすくなる（図3④）[1]．

### 検者の基本肢位

　座位または立位にて，被検者の検査側の外側または前外側に位置する（図4）．

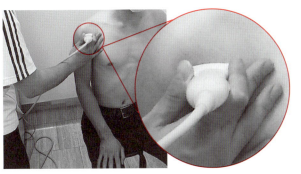

図4 前方走査 検者の基本肢位

## 走査方法

### 1. 短軸走査（図5）

　触診でLHBと結節間溝の位置を確認する（図5①）．次に触診した部位へプローブを横向きにして当て（図5②③），結節間溝内にある卵円形のLHBを描出する（図5④）．その後LHBが高エコー像になるようプローブを上下に振って入射角を調整する（図5⑤）．入射角が悪いと異方性の影響を受けてLHBは低エコー像に描出される（図5⑥）[2]．小結節より近位側で低エコー像として描出されていた肩甲下筋腱は，プローブの位置をそのまま固定した状態で肩関節外旋位にすると高エコー像として鮮明な画像を得られる（図6）．

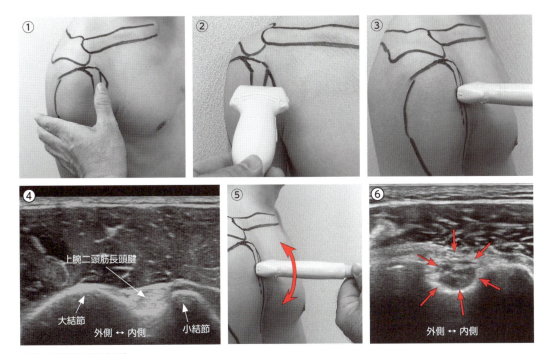

図5　肩関節の短軸走査
①結節間溝を触診．②③触診した部位へプローブを当てる（前方と側方）．④結節間溝の短軸走査．⑤入射角を調整．⑥異方性（矢印）

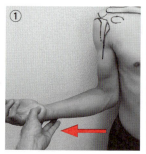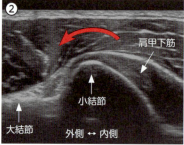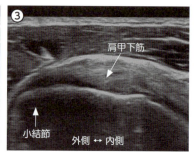

図6 外旋位 ①外旋位．②外旋45°（小結節は外側へ移動）．③外旋90°

## プローブワークのコツ

　短軸での前方走査でもっとも重要なことはLHBの位置をしっかり把握することである．そのため，いつも同じ肢位で走査できるように必ず肩関節軽度内旋位（内旋15°）になっているか確認してから撮るとよい．肘が体幹から離れてしまい実際には内旋15°以上になることもあるので，慣れるまではプローブを固定した状態で内外旋をさせ，小結節に付着する肩甲下筋の位置を確認すると，LHBの位置を正確に把握しやすくなる（図7）．

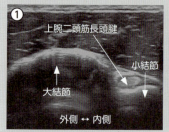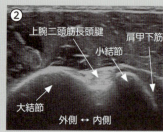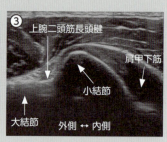

図7 肩関節を内外旋させながらの走査 ①内旋45°．②内旋15°．③外旋45°

### どうしてもうまく撮れない場合

　うまく撮れない場合は，大きく「基本肢位が定まらない」，「入射角が悪い」の2つの理由が考えられる．

　「基本肢位が定まらない」と，結節間溝を見失い，描出された画像はどこを撮っているのかわからなくなってしまうため，軽度内旋位（15°程度）を意識する．うまく内旋位をとれない場合は，姿勢を正してまっすぐに座らせ正面を見てもらい，肘を体幹につけ，手掌を同側の大腿の上に置くと，安定した軽度内旋位で走査できる．しかし，それでもうまく撮れない場合は手掌を上に向けさせ前腕を回外位で走査する．回内位だと肩関節の内旋が強い傾向にあるが，回外位にすることで結節間溝の位置が把握しやすくなる．うまく把握できない場合はプローブを当てて走査しながら回内外させて確認すると位置を把握しやすくなる（図8）．

　入射角が悪いと，異方性の影響を受けてLHBは低エコー像で描出されるため，長軸，

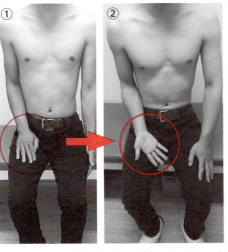
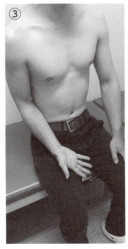
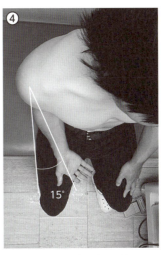

図8 前方走査 被検者の基本肢位 ①回内位. ②回外位正面. ③回外位前外側面. ④肩関節は軽度（15°）内旋位

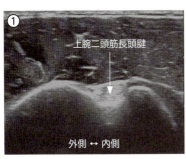
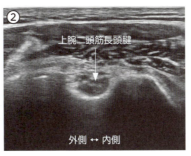

図9 入射角の影響 ①適正な入射角. ②悪い入射角（LHBが低エコーに描出されている）

短軸ともにうまく描出することができない[1]．適正な方向を意識しLHBに対して垂直に当たるようプローブを振り，高エコー像となるよう入射角を調整するとよい（図9）．

### 2. 長軸走査

触診でLHBと結節間溝の位置を確認し（図10①），触診した部位へプローブを縦向きにして当て（図10②③），結節間溝内にあるLHBを描出する（図10④⑤⑥）．このときLHBが高エコー像になるようプローブを左右に振って入射角を調整する．その際，小結節と大結節の形状をランドマークにする（図10⑦⑧⑨）[3]．

#### どうしてもうまく撮れない場合

うまく撮れない場合は，大きく「基本肢位が定まらない」「LHB全体を捉えられない」の2つの理由が考えられる．

「基本肢位が定まらない」と結節間溝を見失い，描出された画像はどこを撮っているのかわからなくなってしまうため，必ず被検者には手を大腿の上においてもらい，軽度内旋位を意識すること．そして描出された画像を見て上腕骨大結節・小結節をランドマークにしてLHBをみつけるとよい．

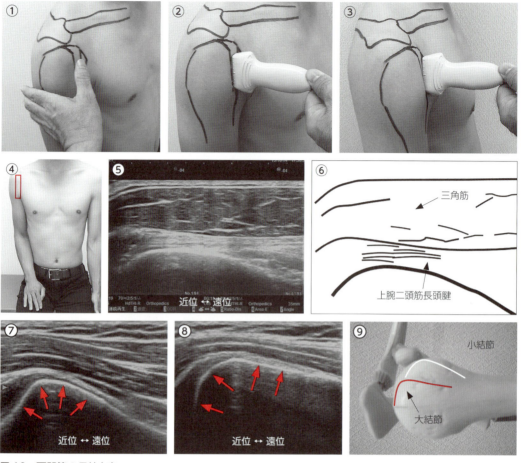

**図10 肩関節の長軸走査**
①結節間溝を触診．②触診した部位へプローブを当てる（正面）．③側面．
④〜⑥結節間溝内にある LHB．
⑦小結節の形状．⑧大結節の形状．⑨小結節（白）と大結節（赤）．山のような形状をした小結節は，崖のような形状をした大結節より末梢側に位置する．

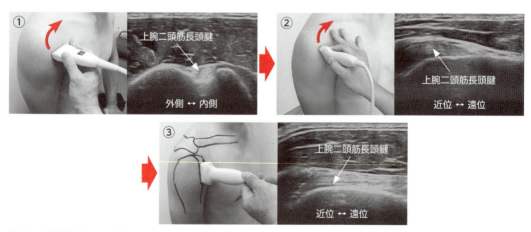

**図11 短軸走査から長軸走査へ** ①短軸走査．②短軸から長軸へ扇状に走査する．③長軸走査

「LHB 全体を捉えられない」場合は，LHB を（一部）描出できたところで腱を描出させたまま扇状に走査をして腱全体を描出させる．または図 11 ①のように短軸走査で LHB を描出させた状態からスタートし扇状に走査をして LHB を捉えながら長軸走査へと変化させるとうまく描出できる場合もある．プローブワークは難しいが，ほかでもよく多用するテクニックなので練習は必須である．

### プローブワークのコツ

長軸での前方走査でもっとも重要なことは LHB の走行をしっかり把握することである．そのためには大結節と小結節の形状を把握し，どこにプローブが当たっているのか考えながら撮るとよい．また腱の描出は異方性の影響を受けやすいので長頭腱を捉えたら高エコー像となるよう入射角を調整し，また腱の走行全体を描出できるように腱を見失わないよう気をつけプローブを扇状に左右に回転し全体像を捉えるとよい（図 12 ①）．

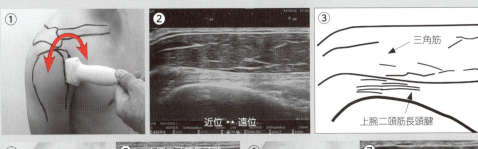

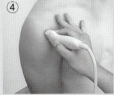 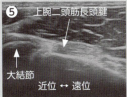 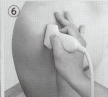 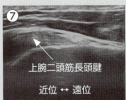

**図 12　扇状に走査をして LHB 全体を捉える**
①プローブを扇状に左右に回す．②③LHB 全体を捉えたエコー画像とシェーマ．④⑤プローブ上が外側にそれているため大結節の一部が描出されている．⑥⑦プローブ下が外側にそれているため画像の左側だけ LHB が描出されている．

## 観察症例　上腕二頭筋長頭腱炎

　LHBの周辺にある低エコー像は水腫，または血腫を示していることが多く[4]，健常者でもみられることもあるので，カラードプラーによる血流情報（エコー画像では高輝度の斑点）も含め左右比較して慎重に判断することが求められる．

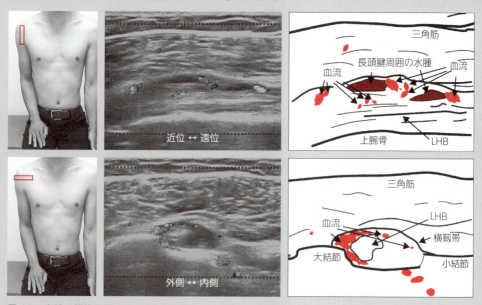

図13　上腕二頭筋長頭腱炎　上：長軸像とシェーマ．下：短軸像とシェーマ

## 観察症例　上腕二頭筋長頭腱断裂

　健側ではLHBのfibrillar pattern（線維状パターン）がみられるが，長頭腱断裂では消失しており[5]，血流周辺には瘢痕組織が高エコー像として描出されている[1]．

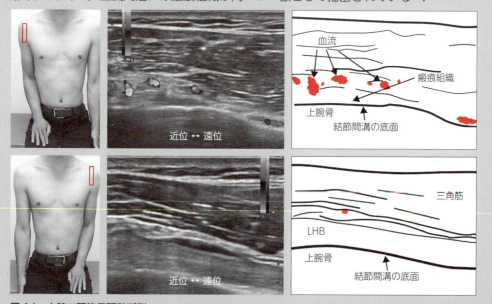

図14　上腕二頭筋長頭腱断裂　上：患側の長軸像とシェーマ．下：健側の長軸像とシェーマ

## 外上方走査

腱板（棘上筋腱，棘下筋腱）損傷・断裂，肩峰下滑液包炎，石灰性腱板炎，上腕骨大結節骨折などが疑われる場合に行われる走査方法である．

### 臨床所見

圧痛および腫脹が肩甲骨肩峰の前方の上腕骨大結節周辺に認められる．

肩関節の屈曲時，外転時，回旋時などに運動痛が認められる等の臨床所見が認められた場合に行う．

### 徒手検査

徒手検査法の例を挙げる．これらの徒手検査を行い鑑別する．

- Impingement sign（インピンジメントサイン）
- Drop arm sign（ドロップアームサイン）
- Painful arc sign（ペインフルアークサイン）
- 棘上筋抵抗（Full Can）test（フルカンテスト）
- 棘下筋抵抗（Empty Can）test（エンプティカンテスト）

  など

### 体表上のランドマーク

肩峰，上腕骨大結節（図15）

### エコー画像でのランドマーク

肩峰，上腕骨大結節上小面（superior facet：SF），中小面（middle facet：MF），上腕

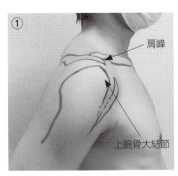
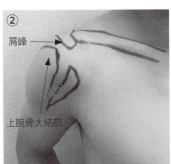
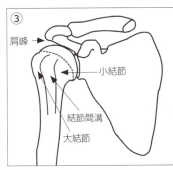

**図15　右肩関節の体表上のランドマーク**　①外側．②前方．③肩部前面シェーマ

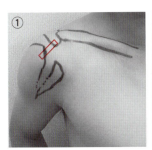
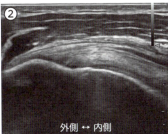
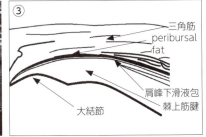

**図16　エコー画像でのランドマーク**　①右棘上筋の外上方走査．②長軸像．③シェーマ

骨結節間溝（図16）
### 被検者の基本肢位
　座位にて腰部伸展し，胸を張り背筋を伸ばす．検査側の手を同側の大腿部近位外側に乗せ，肘を後方に向け肩関節を軽度伸展位にし（図17），腱板を肩峰の前に移動させる．ただし，疼痛や可動域制限を伴う場合には強制してはならない．
### 検者の基本肢位
　座位または立位にて，被検者の検査側の外側または前外側に位置する（図18）．
### 走査方法
#### 1．長軸走査
　結帯肢位をとらせるときに，肩関節は図19のように軽度伸展位にする．ただし，疼痛

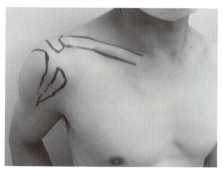
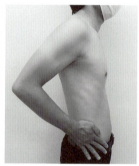

図17　外上方走査での被検者の基本肢位

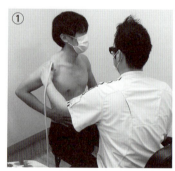
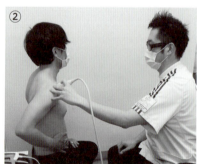

図18　外上方走査での検者の基本肢位　①前外側より，②外側より

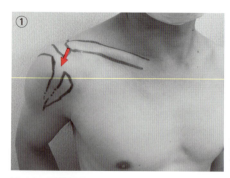
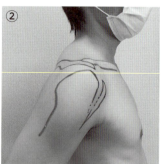

図19　結帯肢位　①前方より（矢印：結節間溝），②外側より

を伴う場合は疼痛のない範囲で調整し，結節間溝の位置を触診して確認する．

　短軸で結節間溝にある LHB を描出する．このとき上腕骨の骨軸に対してプローブは直角に位置させる（図20①）．わからない場合は結節間溝を触診してからプローブを当てるとよい．この位置が正しく描出されていないと腱板の描出は難しくなるため，図20②のような画像が撮れるまで練習すること．

　続いて大結節側に腱板の厚みが少し出るところまで上方へ水平に移動する（図21①）．プローブの大結節側は動かさず軸とし（図22），肩鎖関節をランドマークに扇状に回転して走査する．

　プローブは大結節と肩鎖関節を結んだライン上に位置させ（図23① 赤線），腱板が水平（図23② 赤点線）に描出されるよう肩鎖関節側を押し込むようにプローブワークをし

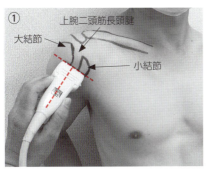 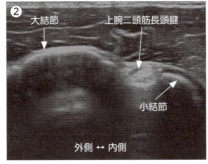

**図20　上腕二頭筋の短軸走査**　①プローブ位置．②短軸像

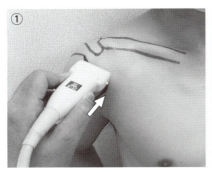 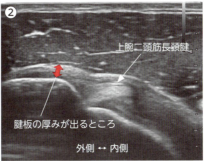

**図21　上腕二頭筋の短軸走査**　図20からの水平上方移動．①プローブ位置．②短軸像

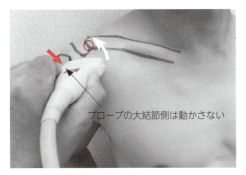

**図22　扇状に回転して走査**　赤矢印：大結節側固定．赤〇印：肩鎖関節．白矢印：扇状に回転

ながら，fibrillar pattern を描出する（図23②）．

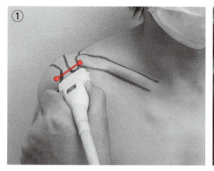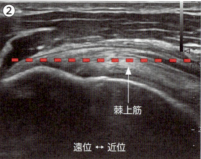

**図23　棘上筋の腱板長軸像**　①プローブ位置．②長軸像

### 2. 短軸走査

長軸走査の位置よりプローブを90°回転させる（図24①）．次に大結節を描出し，大結節の形状が図24②のような山形になるよう描出する．プローブの回転方向を間違えると図24②の画像は左右反対になるので注意が必要である．この図24②の画像を短軸走査の基本的スタートラインとし，山の頂点より結節間溝側をSFとし，反対側をMFとする（図25）．この位置より近位側にプローブを移動させていくと，腱板の付着している部分

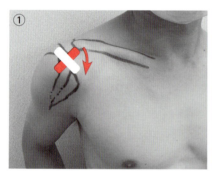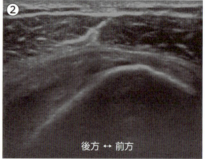

**図24　腱板を短軸走査したプローブ写真**
①長軸（赤）と短軸（白）のプローブ位置．②短軸走査の基本的スタートライン

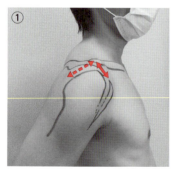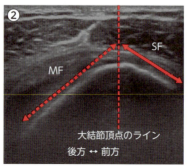

**図25　短軸走査SF，MFのエコー画像**
図24②と図25②は同じ画像．赤点線矢印：MF，赤矢印：SF，赤点線：大結節の頂点を示すライン

が描出できる（図26）．

この基本的スタートラインで描出した大結節の頂点（図26②赤点線）をランドマークにしてから近位へプローブを移動していくことで，腱板の損傷部位が評価できる．

**どうしてもうまく撮れない場合**

うまく撮れない場合は，大きく「基本肢位が定まらない」，「入射角が悪い」の2つの理由が考えられる．

常に同じ基本肢位を心がけることが大切である．基本肢位が定まっていれば，長軸走査で腱板を描出させた位置から90°回転させた位置にプローブがくるはずである．それでもうまく撮れない場合は，長軸走査のプローブの位置から90°回転させた位置に一度プローブを当てること（図24①）．そこから大きくずれた位置にはならないので，その位置で図25のようにSF，MFを描出できるように調整する．図25②のような画像が得られたら，あとはそのまま上方へ平行移動していけば図26，**図27**②のような画像が得られる．

入射角が悪いと，異方性の影響を受けて腱板は低エコー像で描出されるため，長軸，短軸ともにうまく描出することができない．適正な方向を意識し腱板に対して入射角が垂直に当たるようプローブを振って高エコー像となるよう調整するとよい．

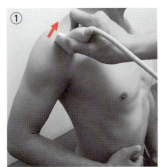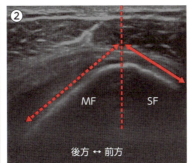

図26　短軸走査で中枢に移動していく基本的スタートラインのプローブ位置（①）と短軸像（②）

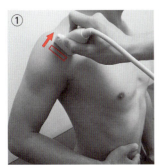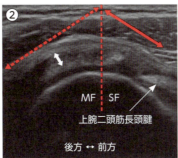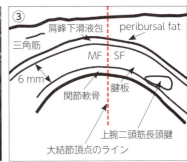

図27　腱板6 mm（白両矢印）の厚みを描出したエコー画像（②）とシェーマ（③）

### 観察症例　腱板損傷

　腱板断裂の欠損部の水腫により低エコーとして描出されている．腱板では異方性の影響を受けやすいので正常でも腱板内に低エコー像として描出されることがあるが，断裂と見誤りやすい．長軸と短軸の2方向から走査し，立体的にイメージして見分けることが必要である（図28）．

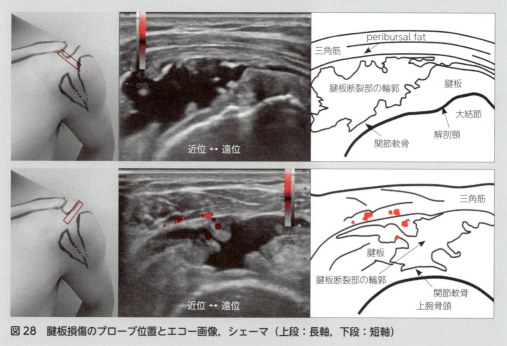

図28　腱板損傷のプローブ位置とエコー画像，シェーマ（上段：長軸，下段：短軸）

### 腱板損傷でよくみられる3つのパターン

①腱板断裂部で水腫があり，無エコー像または低エコー像として描出される（図29①図）[1, 3]．

②1cm以下の小さい断裂時にperibursal fatの陥凹がみられるといわれており，腱板欠損部と一致して陥凹がみられ，陽性的中率は100％といわれている（図29②）[1]．

③大結節表面の不整像は力の伝達障害を示唆し，腱板断裂陽性的中率は70％といわれている（図29③）[1]．

### 肢位による画像の違い

　図30は同じ腱板損傷例を結帯位と下垂位で比較したものである．結帯位では腱板断裂部がみやすいが（図30①），下垂位では腱板断裂部が不鮮明に描出されていてわかりにくい（図30②）．これは結帯位の場合，肩関節は伸展位をとり大結節の腱板停止部が前方へ移動し[7]，腱板が伸張されるため断裂部がみやすくなったと推察され，微細な腱板損傷を評価するときには結帯位での走査が重要となることが示唆される．

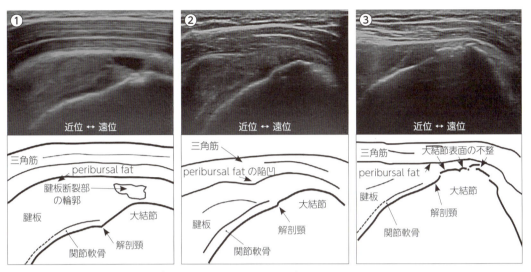

図29 腱板損傷によくみられるパターン
①腱板内に低エコー．②peribursal fat の陥凹．③大結節表面の不整像

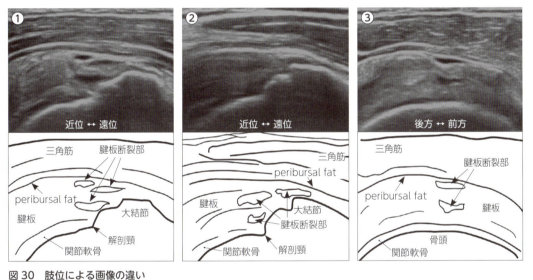

図30 肢位による画像の違い
①結帯位で長軸．②下垂位で長軸．③結帯位で短軸

### 肩峰下滑液包炎

　三角筋と腱板との間に低エコー像がみられた場合は肩峰下滑液包内の水腫が疑われ[1]，無エコー像に近い場合もある（図31）．腱板断裂に伴うことも多いが，断裂していない場合でも断裂していく可能性があるので注意深い経過観察が必要である．また，ドプラーモードでは炎症を示唆する血流増加がみられるケースもあり，慎重な対応が求められる．

### 石灰沈着性腱板炎

　腱板内に高エコー像がみられた場合には石灰沈着が示唆される（図32）．硬さと厚みがあるものでは石灰沈着の下方に音響陰影を伴う[1]．しかし，軟らかいペースト状の状態では音響陰影を伴わないこともあり石灰沈着の硬さの目安となる[1,8]．また，これらの石灰

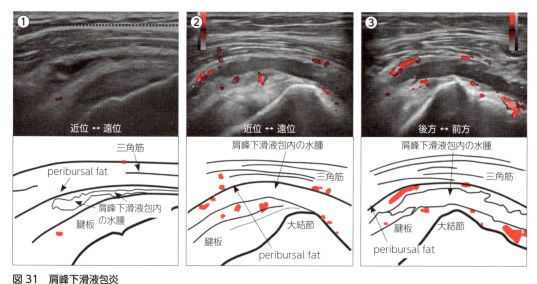

図31 肩峰下滑液包炎
①水腫貯留例（長軸像）．②水腫貯留例（長軸像．赤斑点はカラードプラーの血流シグナル．③水腫貯留例（短軸像）

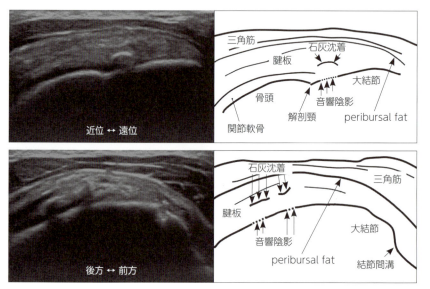

図32 石灰沈着性腱板炎
上：長軸像．下：短軸像

沈着は棘上筋と棘下筋との境界部でみられることが多いといわれている[1]が，LHBは高エコー像として描出されることがあり，石灰沈着と間違えないように気をつけなければならない．この場合，音響陰影を伴わないことが特徴で，長軸と短軸で立体的に評価することで見誤らないようにする．

### 上腕骨大結節骨折

図33は解剖頸付近で骨折が疑われ，整形外科へ対診したところ骨折と診断された症例である．骨折部の上方には仮骨と思われる高エコー像が描出されている（図33）．このように健側と患側を比較して評価することは基本的な部分でもあるが重要なことである．

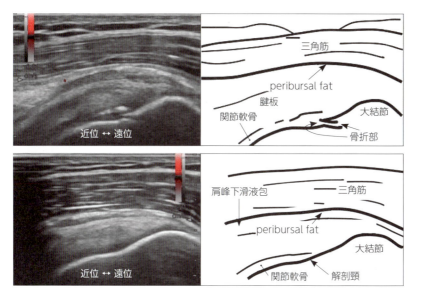

図33 上腕骨大結節骨折
上：患側の長軸像とシェーマ．下：健側の長軸像とシェーマ

## 後方走査

後方関節唇や関節内後方の評価をする際に適しており，Bennett 損傷などが疑われた場合や，動態では棘下筋や小円筋の動きなどを評価する場合に行われる走査方法である．

### 臨床所見

圧痛や運動痛などが後方の四辺形間隙（quadrilateral space：QLS）周辺に認められる．肩関節の屈曲，外転，とくに回旋時における肩関節後方へ運動痛などの臨床所見が認められた場合に行う[9]．

### 徒手検査

徒手検査としてQLSでの圧痛所見の有無や（図34 ① 丸印），投球動作時に後方に疼痛が出現しているかを確認し鑑別する．

### 体表上のランドマーク

肩峰，肩甲棘，上腕骨大結節（図34）

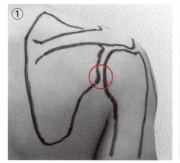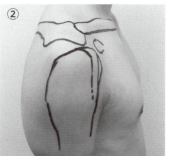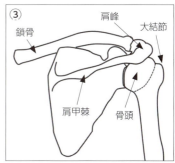

図34 体表上のランドマーク ①後方より（○印はQLSでの圧痛をみる位置）．②側方より．③後方シェーマ

### エコー画像でのランドマーク

肩甲骨関節窩後方，上腕骨頭，関節唇，三角筋，棘下筋（図35）．

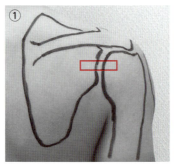
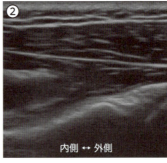
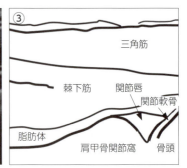

**図35 エコー画像でのランドマーク** ①プローブの位置．②エコー画像．③シェーマ．三角筋の深部に棘下筋が，さらにその深部に肩甲骨関節窩および上腕骨頭が描出される

### 被検者の基本肢位

被検者は座位にて，検査側の手を同側の大腿部に乗せる（図36）．

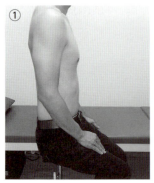
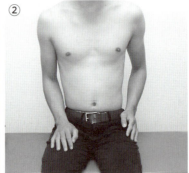
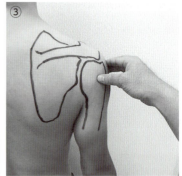

**図36 後方走査の被検者の基本肢位** ①側面．②前面．③後面

### 検者の基本肢位

座位または立位にて，被検者の検査側の外側または後外側に位置する（図37）．

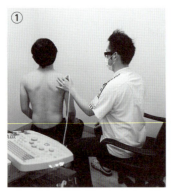
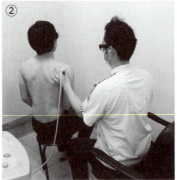
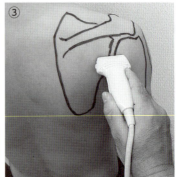

**図37 後方走査 検者とプローブの位置** ①被検者の外側より．②被検者の後外側より．③プローブ走査

### 走査方法

#### 1. 短軸走査

　肩峰の後方部分先端を触診して肩峰と肩甲棘の位置を確認する（**図38**①）．次に，関節面を描出するため触診した肩峰の後方部分先端からプローブを遠位へ約 2 cm，内側へ約 2 cm を目安にプローブを当てる（図38②③）．その際プローブの向きは触診した肩甲棘と平行になるようにする（図38④）．その後プローブを上下に平行移動して上腕骨頭と肩甲骨関節窩が高エコー像になるよう調整する（図38⑤⑥）．このとき，フォーカスを骨頭の位置に合わせること．

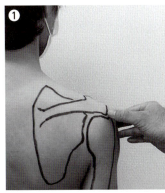
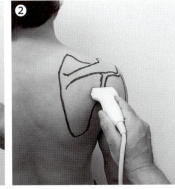
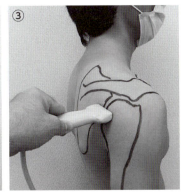
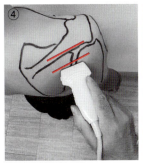
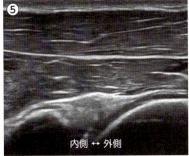
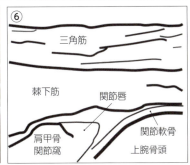

**図38　肩甲棘の後方走査**
①肩甲棘後方先端を触診．②③肩甲棘より約 2 cm 遠位，約 2 cm 内側にプローブを当てる．④プローブと肩甲棘は平行にする．⑤関節窩と骨頭が高エコーになるよう調整する．⑥シェーマ

### プローブワークのコツ

　後方走査でもっとも重要なことは球状をした上腕骨頭の中心と肩甲骨関節窩を同じ画面上に映し出すことである（図38⑤）．
　解剖学的な位置関係をイメージして関節窩と骨頭を同時に高エコーで描出させる練習をするとよい．

### どうしてもうまく撮れない場合

　うまく撮れない場合は大きく「解剖学的位置関係のイメージと実際の位置関係にズレがある」，「プローブの向きと入射角が悪い」の 2 つの理由が考えられる．

後方走査の場合，基本肢位よりも解剖学的位置関係をきちんと捉えることが重要になる．大半が検者がイメージする解剖学的位置関係と実際の位置関係のズレにより生じている．その場合は再度，図38②③の触診した肩峰の先端からプローブを真下へ約2cm，内方へ約2cmを目安にやり直すとよい．大きな体格差がない限りこの位置から大幅に位置関係が変わることはないが，プローブを調整しているうちに大きくずれてしまうことがよくあるので注意が必要である．

　「プローブの向きが悪い」と骨頭と関節窩を同時に高エコーで描出することができない．また入射角が悪くても同じである．プローブワークを調整してもうまく撮れない場合はもう一度図38②③の位置にプローブを当てて，肩甲棘とプローブが平行になるように位置させてから走査し調整するとよい．そこからあまり位置は変わらないはずである．

【参考文献】
1) 皆川洋至：超音波でわかる運動器疾患─診断のテクニック．メジカルビュー社，pp.152-184，2010．
2) 皆川洋至編：スポーツに役立てる超音波画像診断．ブックハウスHD，p.19，2010．
3) JA Jacobson : Fundamentals of Musculoskeletal Ultrasound. SAUNDERS, pp.42-43, 57-60, 2007.
4) 杉本勝正：肩関節．Medical Technology, 39：236-246, 2011．
5) JA Jacobson : Musculoskeletal Ultrasound. Ultrasound clinics, 2(4)：580-584, 2007.
6) 菅谷啓之：スポーツ障害肩の診断と治療方針の選択．Monthly Book Medical Rehabilitation, 110：53-59, 2009．
7) 山本敦史，高岸憲二：腱板断裂．臨床雑誌 整形外科，66(8)：735-738, 2015．
8) 林　典雄：五十肩における疼痛の解釈と運動療法．関節外科 基礎と臨床，30(11)：26-32, 2011．
9) 岩堀裕介：肩関節・上腕部における初期診断のピットフォール．臨床スポーツ医学，30(1)：65-80, 2013．

# 肘関節
## Elbow joint

## 前方走査

尺骨鉤状突起骨折や橈骨頭・頸部の骨折などの肘関節周囲における前方での骨折，肘内障，離断性骨軟骨炎，関節水腫・血腫などが疑われる場合に行われる走査方法である．

### 臨床所見
肘関節部に自発痛，圧痛，腫脹，熱感，運動痛，可動域制限，クリックなどの臨床所見が認められる場合に行う．

### 徒手検査
徒手検査法はとくになく，臨床所見より鑑別を行う．

### 体表上のランドマーク
上腕骨内側上顆，上腕骨外側上顆（図1）．

### エコー画像でのランドマーク
上腕骨小頭，上腕骨滑車，尺骨鉤状突起，橈骨頭（図2，図3）．

### 被検者の基本肢位
被検者は座位にて，肘関節伸展位，前腕90°回外位とし，上肢台に置く（図4）．

### 検者の基本肢位
検者は座位または立位で，被検者の対面に位置する．

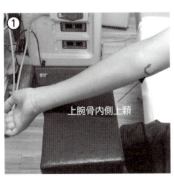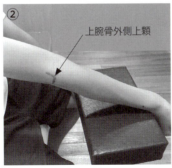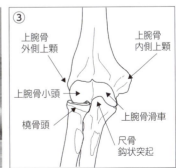

**図1　右肘関節前方の体表上のランドマーク**
①内側より．②外側より．③右肘部前面の骨シェーマ

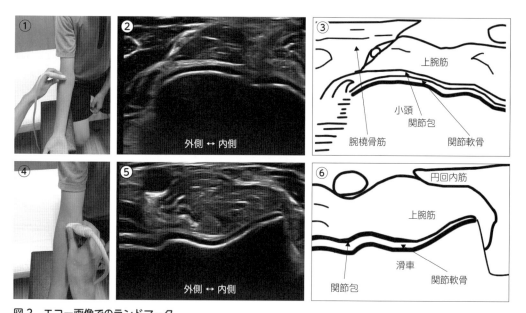

**図2 エコー画像でのランドマーク**
①上腕骨小頭前方走査．②短軸像．③シェーマ．④上腕骨滑車前方走査．⑤短軸像．⑥シェーマ

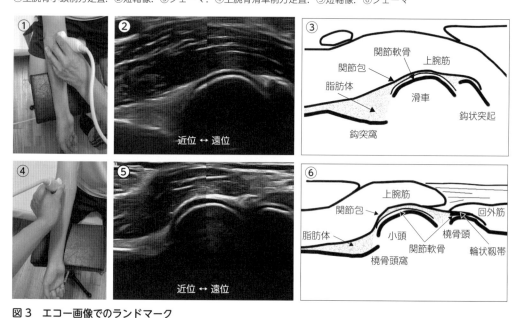

**図3 エコー画像でのランドマーク**
①腕尺関節前方走査．②長軸像．③シェーマ．④腕橈関節前方走査．⑤長軸像．⑥シェーマ

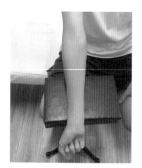

**図4 前方走査 基本肢位**

## 走査方法

### 1. 短軸走査

#### ①上腕骨遠位

検査側の上腕骨骨幹部遠位にプローブを前方より短軸に当てる（図5，6①②）．この走査では上腕骨前面の輪郭が半円形で描出できる．上腕骨の浅部には，上腕二頭筋，上腕筋が描出される（図6③④）．上腕二頭筋と上腕筋は，上腕骨下1/3付近から遠位では互いの筋線維が連結しているため境界は不明瞭である．

つづいて上腕骨鈎突窩・橈骨頭窩を短軸走査する．

上腕骨骨幹部遠位部の短軸走査後，プローブを図5の①から②のように遠位に平行移動すると（図7①②），上腕骨の輪郭は徐々に平らに変化し，2つの山のような盛り上がりが描出できる．この山と山の間の谷が上腕骨鈎突窩であり，外側の山の外側の窪みが橈骨頭窩である．鈎突窩と橈骨頭窩の浅部には高エコー像で脂肪体が認められる．また，脂肪体の浅部には上腕筋が描出される（図7③④）．

さらにプローブ図5③の位置に平行移動し，上腕骨小頭・滑車を短軸走査する．

上腕骨鈎突窩・橈骨頭窩よりも遠位の上腕骨の下端部では（図8①），上腕骨が浅い位置に，小さな山が3つ並んだように描出できる．外側の山は上腕骨小頭であり，中央の山

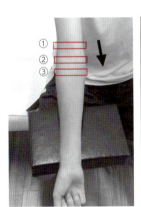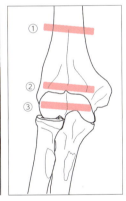

図5　プローブの位置とシェーマ

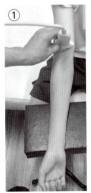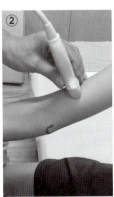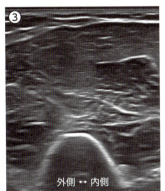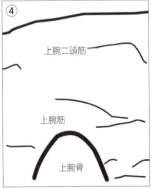

図6　右上腕骨骨幹部遠位短軸走査
①プローブ走査（前方より）．②プローブ走査（内側より）．③④右上腕骨骨幹部遠位短軸像

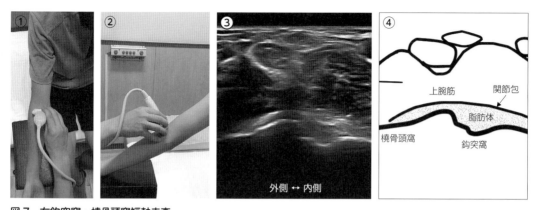

**図7 右鉤突窩・橈骨頭窩短軸走査**
①プローブ走査（前方より）．②プローブ走査（内側より）．③右鉤突窩・橈骨頭窩短軸像．④シェーマ

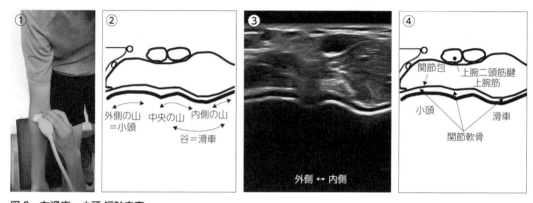

**図8 右滑車・小頭 短軸走査**
①プローブ走査（前方より）．②解説図．③右滑車・小頭短軸像．④シェーマ

と内側の山の間の窪みが上腕骨滑車である（図8②）．小頭と滑車の表面には，層状の低エコー像で関節軟骨が描出される．その浅部には，上腕筋，上腕二頭筋腱が描出される（図8③④）．

②上橈尺関節

　上腕骨遠位部を前方より短軸走査した流れで遠位方向へ平行移動すると，上腕骨が描出されなくなる．関節部を過ぎると（図9①〜④），外側に扁平に近い半円形で橈骨頭が線状高エコー像で描出できる．内側には鉤状突起が扁平に線状高エコー像で描出できる．橈骨頭の表面には，関節軟骨が層状の低エコー像として，さらにその上層には，輪状靱帯の一部が高エコー像で描出される．また，この部においては回外筋，上腕筋，上腕二頭筋腱，円回内筋などが描出できる（図9⑤⑥）．

肘関節

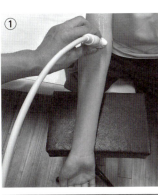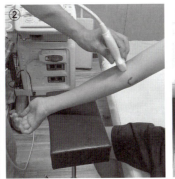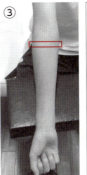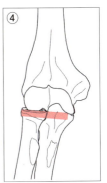

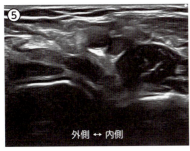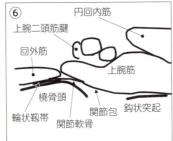

**図9　右上橈尺関節の短軸走査と短軸像**
①プローブ走査（前方より），②プローブ走査（内側より），③④プローブの位置，⑤エコー像，⑥シェーマ

## プローブワークのコツ

　短軸走査する場合，適正にプローブが走査されている場合には，骨や関節軟骨などが鮮明に描出できる（**図10**①）．上腕骨，橈骨，尺骨に対してプローブの入射角が骨表面に対して垂直ではなく，斜めになったり，回転角度が斜めになったりすると骨や関節軟骨などが不鮮明に描出される（**図10**②③）．その場合は，プローブの入射角を調整したり（**図10**④），プローブを左右に回したりして調整するとよい（**図10**⑤）．

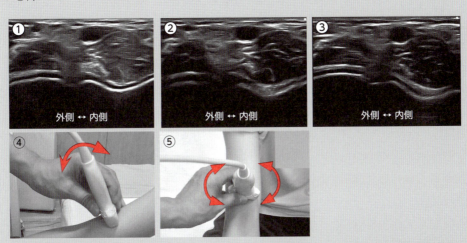

**図10　短軸走査のプローブワーク**　①適正（骨の輪郭や筋が鮮明），②入射角が不適正（例：骨や関節軟骨の輪郭が全体的に不鮮明），③回転角が不適正（例：外側の小頭の輪郭は鮮明だが，内側の滑車の輪郭が不鮮明），④プローブを当てる角度（入射角）を調整，⑤プローブを左右に回して調整（回転軸の調整）

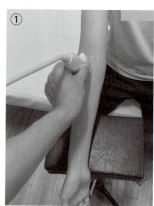 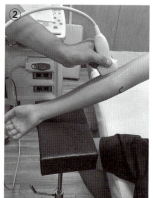 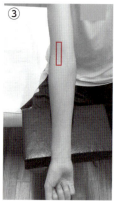 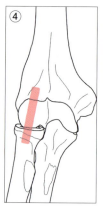
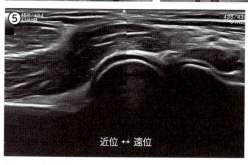 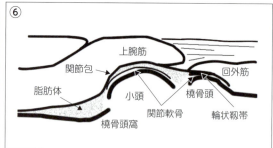

**図11　右腕橈関節の長軸走査と長軸像**
①プローブ走査（前方より）．②プローブ走査（内側より）．③④プローブの位置．⑤エコー像．⑥シェーマ

## 2. 長軸走査

### ①腕橈関節

　短軸走査で上腕骨小頭と滑車を描出している位置で，小頭が画像中央に描出されるようにプローブを外側へ平行移動する．次に，小頭を描出したままプローブを90°回転し，腕橈関節を長軸で走査する（図11①～④）．

　近位側には半円形の小頭，遠位側には台形のような輪郭で橈骨頭が線状高エコー像で描出できる．小頭と橈骨頭の表面には，関節軟骨が層状の低エコー像として描出される．

　小頭の近位は窪んだ形状の橈骨頭窩であり，橈骨頭窩の浅部にはやや高エコー像で脂肪体が描出される．

　橈骨頭表面の関節軟骨の浅部には，高エコー像で輪状靱帯が描出でき，輪状靱帯に付着して回外筋が遠位にかけて描出される．また，近位方向より小頭を覆うように上腕筋が描出される．

　輪状靱帯から近位へつながり，小頭の関節軟骨や橈骨頭窩の脂肪体の表面を覆うように関節包が高エコー像で描出できる（図11⑤⑥）．

### ②腕尺関節

　腕橈関節を長軸走査後，プローブを1～3 cmほど内側に平行移動し，腕尺関節を長軸走査する（図12①～④）．

　内側への平行移動に伴い近位側には半円形に滑車が描出される．遠位側には台形のような輪郭の橈骨頭が描出されなくなり，その後に鉤状突起が山型の高エコー像で描出される．

この方法で腕尺関節が正確に描出できない場合には，別の方法でも描出が可能である．上腕遠位部の短軸走査で上腕骨小頭と滑車を描出し（図8），その後プローブをやや内側へ平行移動して，滑車がモニタの中央に映るようにする．次に，滑車を描出したままプローブを90°回転し，腕尺関節を長軸走査する．

滑車の表面には，関節軟骨が層状の低エコー像として描出される．滑車の近位は窪んだ形状の鉤突窩であり，鉤突窩の浅部にはやや高エコー像で脂肪体が描出される．

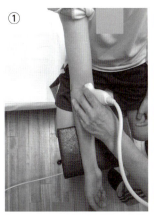
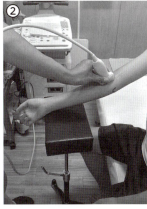
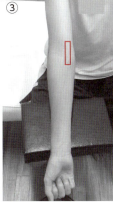
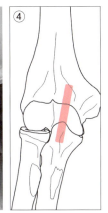
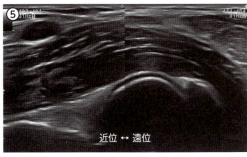
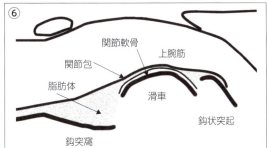

図12　右腕尺関節の長軸走査と長軸像
①プローブ走査（前方より）．②プローブ走査（内側より）．③④プローブの位置．⑤エコー像．⑥シェーマ

## 観察症例

### 肘内障

患側では小頭と橈骨頭からなる腕橈関節の間隙に，高エコー像で描出されている回外筋や周囲の輪状靱帯などの組織が引き込まれているように観察できる（図13）．

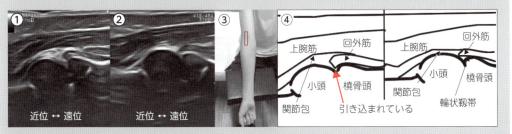

図13　肘内障長軸像　①患側．②健側．③プローブの位置．④シェーマ

鉤状突起から近位へつながり，滑車の関節軟骨や鉤突窩の脂肪体の表面を覆うように，関節包が高エコー像で描出される．また，関節包の浅層には上腕筋が描出される（図12⑤⑥）．

## 外側走査

上腕骨顆上骨折・外顆骨折，橈骨近位部骨折，上腕骨外側上顆炎，上腕骨外側上顆での骨棘などが疑われる場合に行われる走査方法である．

### 臨床所見

肘部外側の自発痛，圧痛，腫脹，熱感や運動痛・可動域制限などの臨床所見が認められる場合に行う．

### 徒手検査

徒手検査法の例を挙げる．これらの徒手検査を行い，鑑別を行う．

- Adduction stress test（内反ストレステスト）[1]
- Chair test（チェアテスト）[2]
- Cozen test（コーゼンテスト）[1]
- Middle finger extension test（中指伸展テスト）[3]
- Mill test（ミルテスト）[1]
- Thomsen test（トムゼンテスト）[3]

### 体表上のランドマーク

上腕骨外側上顆，橈骨頭（**図14**）．

### エコー画像でのランドマーク

上腕骨外側上顆，橈骨頭（**図15**）．

### 被検者の基本肢位

被検者は座位にて，長軸走査時には肘関節90°屈曲位，短軸走査時には肘関節伸展位とする．前腕は90°回内位にして上肢台に置く（**図16**）．

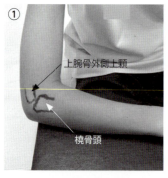 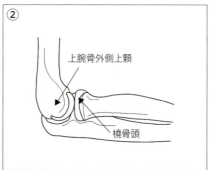

**図14 右肘関節外側の体表上のランドマーク**
①外側より．②右肘部外側の骨シェーマ

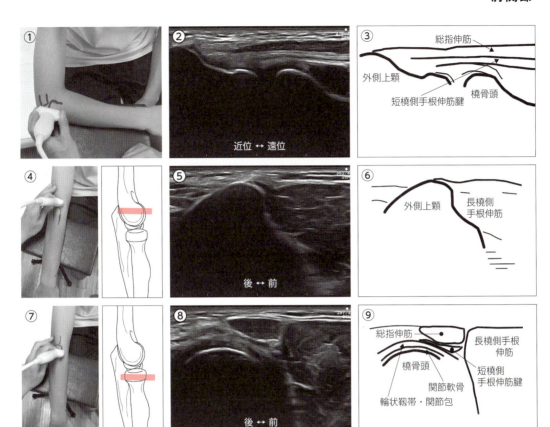

**図15 エコー画像でのランドマーク**
①右腕橈関節外側走査．②長軸像．③シェーマ
④右上腕骨外側上顆外側走査．⑤短軸像．⑥シェーマ
⑦右橈骨頭外側走査．⑧短軸像．⑨シェーマ

肘関節 / 基礎編 / 上肢編 / 下肢編 / 体幹編

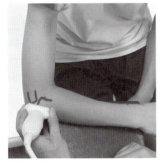
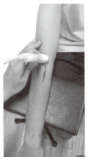

**図16 外側走査の基本肢位**
左：屈曲位，右：伸展位

## 検者の基本肢位

検者は座位または立位で，被検者の対面に位置する．

## 走査方法

### 1. 長軸走査

#### ①上腕骨外側上顆

検者は検査側の上腕骨外側上顆を触知し，外側上顆を目印にプローブが前腕伸筋群と平

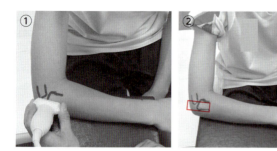
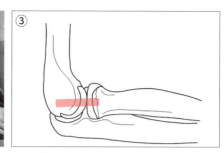
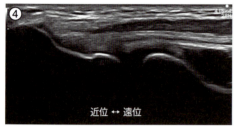
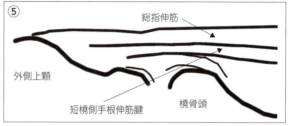

図17 右上腕骨外側上顆の長軸走査
①プローブ走査（外側より）．②③プローブの位置．④長軸像．⑤シェーマ

行となるように，また，プローブの遠位側が母指の方向に向くように走査する（図17①～③）．

その際，外側上顆の骨輪郭がもっとも高く，線状高エコー像で山型に描出されるようにプローブの位置や角度を調整する．上腕骨の遠位には橈骨頭が描出される．

この位置においては，2つの筋組織が共同腱となり，上腕骨外側上顆に付着する様子が確認できる．浅層にはやや低エコー像で総指伸筋（extensor digitorum communis muscle：EDC）および腱が描出され，深層にはやや高エコー像で短橈側手根伸筋（extensor carpi radialis brevis muscle：ECRB）および腱が描出される（図17④⑤）．

## 2. 短軸走査

### ①上腕骨外側上顆

検者は検査側の上腕骨外側上顆を触知し，外側上顆を目印にプローブが上腕骨と垂直となるように走査する（図18）．

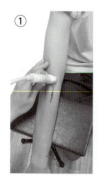
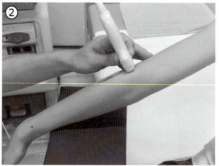

図18 右上腕骨外側上顆の短軸走査
①プローブ走査（外側より）．②プローブ走査（内側より）

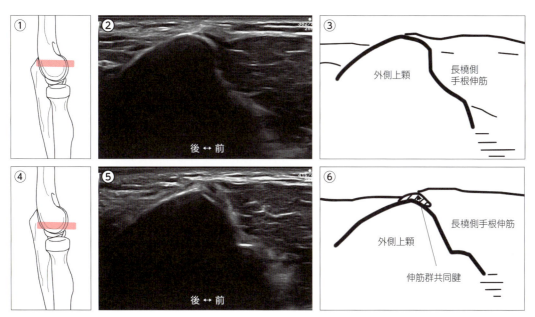

**図19 右上腕骨外側上顆の短軸走査**
①外側上顆頂上部でのプローブ位置．②短軸像．③シェーマ
④外側上顆頂上部より5～10 mm遠位でのプローブ位置．⑤短軸像．⑥シェーマ

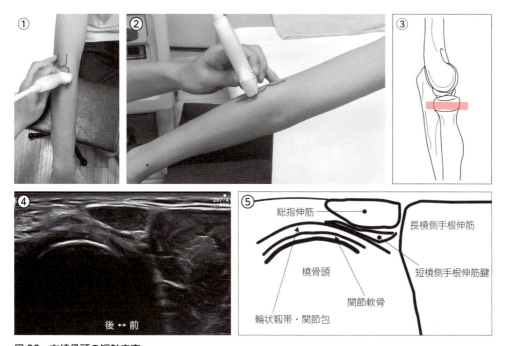

**図20 右橈骨頭の短軸走査**
①プローブ走査（外側より）．②プローブ走査（内側より）．③プローブの位置．④右橈骨頭の短軸像．⑤シェーマ

　その際，高エコー像で示される上腕骨の山型をした骨輪郭が，皮膚からもっとも浅いところに描出される位置が外側上顆の頂点である（図19 上）．

　その位置から5～10 mmほど遠位方向に平行移動すると，外側上顆の山型の骨輪郭は徐々に低くなり，外側上顆の浅部にはやや高エコー像で伸筋群の共同腱が描出される（図

19下）．

#### ②橈骨頭

上腕骨外側上顆を走査後，プローブを遠位に平行移動すると，上腕骨が描出されなくなった後，橈骨頭の骨輪郭が半円形の線状高エコー像で描出できる（図20①〜③）．橈骨頭の表面には，関節軟骨が層状の低エコー像として，その浅層には輪状靱帯や関節包がやや高エコー像で描出される．

橈骨頭の浅層の周囲には前腕伸筋群も観察できる．前方より，長橈側手根伸筋（extensor carpi radialis longus muscle：ECRL），EDC，EDCの深層にはECRBの腱などが描出される（図20④⑤）．

### 観察症例　骨棘を伴った上腕骨外側上顆炎

図21①では，上腕骨外側上顆の頂上付近に骨棘の形成が認められる．また，ECRBの付着部付近の外側上顆で骨の変形を認め，そのうえECRBが不鮮明でやや低エコー像で観察される．

慢性的な上腕骨外側上顆炎の場合には，外側上顆での骨棘の形成や変形を認めることがある．また，急性の場合には，前腕伸筋の付着部付近の筋や腱組織で不整が認められたり，低エコー像が認められたりすることがある．

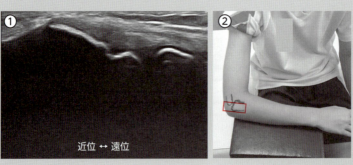

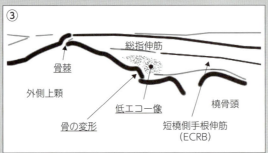

図21　骨棘を伴った上腕骨外側上顆炎
①長軸像．②プローブの位置．③シェーマ

## 内側走査

上腕骨遠位部（内側上顆など）や尺骨近位部（鉤状突起など）での骨折や変形，（内側型）野球肘といわれるような骨端線離開，内側側副靱帯損傷，前腕屈筋群の損傷が存在する場合，尺骨神経の脱臼や損傷などが疑われる場合に行われる走査方法である．

### 臨床所見
肘部内側の自発痛，圧痛，腫脹，熱感，運動痛や可動域制限，第4・5指のしびれ，手指の筋萎縮などの臨床所見が認められる場合に行う．

### 徒手検査
徒手検査法の例を挙げる．これらの徒手検査を行い鑑別を行う．
- Abduction stress test（外反ストレステスト）[1]
- Golfer's elbow test（ゴルフ肘テスト）[1]
- Tinel's sign（チネル徴候）[1]

### 体表上のランドマーク
上腕骨内側上顆，尺骨肘頭（図22）．

### エコー画像でのランドマーク
上腕骨内側上顆，尺骨鉤状突起（結節）・肘頭（図23）．

### 被検者の基本肢位
被検者は座位にて，肘関節45～90°屈曲位，前腕は90°回外位とし上肢台に置く（図24）．

### 検者の基本肢位
検者は座位または立位で，被検者の対面に位置する．

### 走査方法

#### 1. 長軸走査

①上腕骨内側上顆部～内側側副靱帯前斜走線維

検者は検査側の上腕骨内側上顆を触知し，内側上顆を目印にプローブが前腕と平行となるように走査する（図25①～④）．その際，内側上顆の線状高エコー像が，遠位側の高さのやや低い台形に描出されるように走査する（図25⑤⑥）．

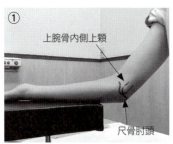 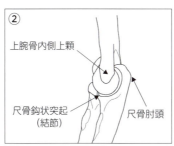

図22　右肘関節内側の体表上のランドマーク
①内側より．②右肘部内側の骨シェーマ

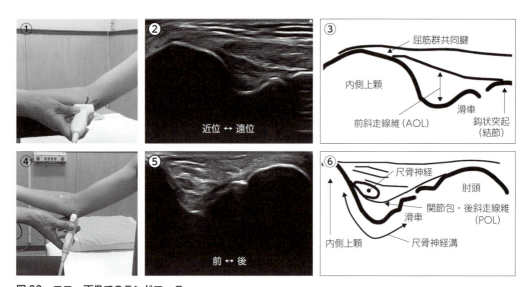

**図23 エコー画像でのランドマーク**
①右内側上顆,尺骨鈎状頂上部でのプローブ位置.②長軸像.③シェーマ
④右内側上顆,肘頭でのプローブ位置.⑤短軸像.⑥シェーマ

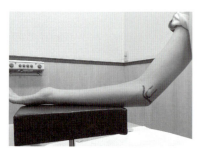

**図24 内側走査 基本肢位**

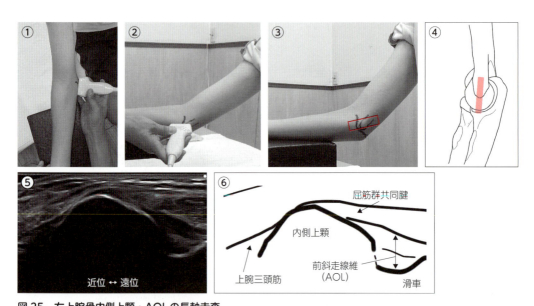

**図25 右上腕骨内側上顆・AOLの長軸走査**
①プローブ走査(前方より).②プローブ走査(内側より).③④プローブの位置.⑤右上腕骨内側上顆の長軸像.⑥シェーマ

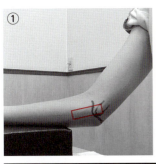
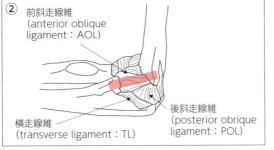
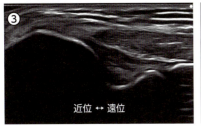
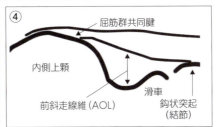

図26　右肘　内側側副靱帯
①プローブの位置．②シェーマ
③右AOL　長軸像．④シェーマ

　次に，プローブをやや遠位側に平行移動し（図26①），腕尺関節の遠位に尺骨鉤状突起（結節）が凸状に描出されるように走査する．内側上顆と鉤状突起（結節）をつなぐ内側側副靱帯（medial collateral ligament：MCL）の前斜走線維（anterior oblique ligament：AOL）がやや高エコー像で描出できる．AOLの浅層には，前腕屈筋群の共通起始腱が描出できる（図26③）．

　その際，プローブの近位側は固定したまま，遠位側を回転させて扇状の走査を行うと，より鮮明にAOLが描出されるので調整を行うとよい．

### 2. 短軸走査

#### ①上腕骨内側上顆〜肘頭

　検者は検査側の上腕骨内側上顆と尺骨肘頭を触知し，内側上顆を目印にプローブが上腕骨と垂直となるように走査する（図27①〜④）．その際，皮膚からもっとも浅部に上腕骨の山型の高エコー像を認める位置が内側上顆の頂点である（図27⑤⑥）．

　次に，肘頭も描出されるようにプローブをやや後下方の肘頭側へ移動し，内側上顆と肘頭を橋渡しするようにプローブを走査する（図28①〜③）．

　この位置では，内側上顆が山型の高エコー像で描出され，内側上顆の後方には滑車がやや凸状の高エコー像で描出される．これらの間は凹状で尺骨神経溝が描出され，内側上顆のすぐ後方には尺骨神経が描出される．また，その深部には関節包および内側側副靱帯の後斜走線維（posterior obrique ligament：POL）も描出される．滑車の後方には腕尺関節が描出され，その後方には肘頭が山型の線状高エコー像で描出される（図28④〜⑤）．

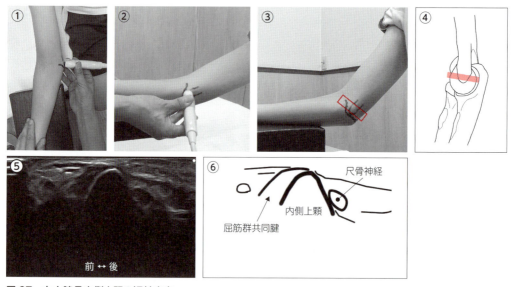

**図27 右上腕骨内側上顆の短軸走査**
①プローブ走査（前方より）．②プローブ走査（内側より）．③④プローブの位置．⑤短軸像．⑥シェーマ

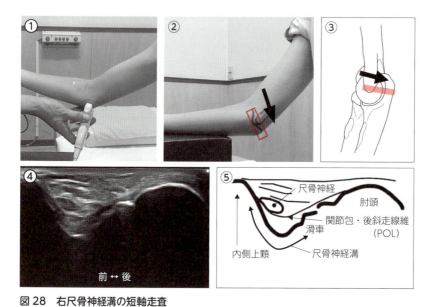

**図28 右尺骨神経溝の短軸走査**
①プローブ走査（内側より）．②③プローブの位置．前の走査に続いて，やや後下方の矢印の方向へ移動し，赤枠の位置を走査する．④短軸像．⑤シェーマ

### プローブワークのコツ

尺骨神経の脱臼を観察する際には，肘関節を基本肢位よりも深く屈曲して走査するとよい．尺骨神経の脱臼・亜脱臼では，肘関節伸展位においては正常の位置に認められても，肘関節の屈曲角度が大きくなるにつれ，尺骨神経が内側上顆に乗り上げたり（亜脱臼），内側上顆の前方に乗り越えたりする現象（脱臼）がみられるからである．

### 観察症例　内側型野球肘

成長期に投球動作を繰り返すことで，前斜走線維や前腕屈筋群の牽引力や剪断力が上腕骨内側上顆にかかり，患側では上腕骨内側上顆の遠位部において骨の不整が認められる[3,4]．また，前斜走線維が健側と比べて厚く認められる（図29）．

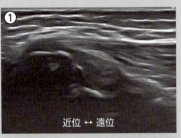
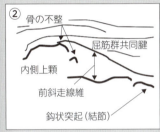
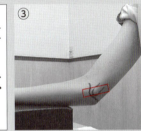
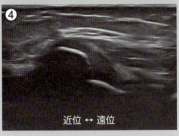
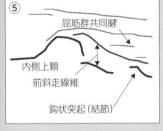

図29　内側型野球肘の長軸像（10歳，男子）
①患側長軸像．②シェーマ．③プローブの位置．④健側長軸像．⑤シェーマ

## 後方走査

肘頭での骨折や骨端線離開などの骨損傷，上腕骨小頭での離断性骨軟骨炎（osteochondritis dissecans：OCD），肘関節内の血腫や水腫，上腕三頭筋腱の損傷などが疑われる場合に行われる走査方法である．

#### 臨床所見

上腕遠位部や肘部の自発痛や後方の圧痛，腫脹，熱感，肘関節の運動痛・可動域制限などの臨床所見が認められる場合に行う．

#### 徒手検査
徒手検査法はとくになく，臨床所見より鑑別を行う．
#### 体表上のランドマーク
上腕骨外側上顆，上腕骨内側上顆，尺骨肘頭（図30）．
#### エコー画像でのランドマーク
上腕骨小頭，橈骨頭，尺骨肘頭（図31）．
#### 被検者の基本肢位
被検者は座位にて，肘関節を軽度～最大屈曲位にて動的に走査を行う．前腕90°回外位とし上肢台に置くか，または肩関節90°屈曲とし，検者が被検者の前腕部を把持して支える（図32）．
#### 検者の基本肢位
検者は座位または立位で，被検者の対面に位置する．

被検者の前腕部を支える場合には，片手でプローブ走査し，他方の手で被検者の前腕部を把持し支え被検者には脱力するように促す．

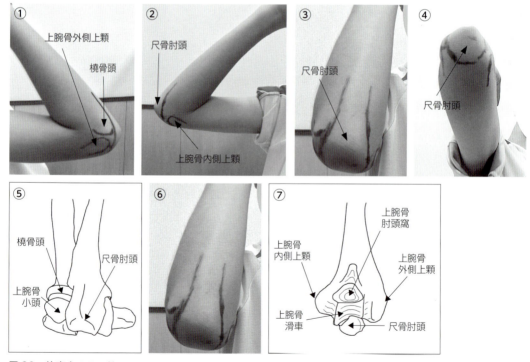

図30　体表上のランドマーク
①右肘外側．②右肘内側．③右肘部・前腕部後方．④右肘部・上腕部後方．⑤右前腕部後面の骨シェーマ．⑥右前腕部後面．
⑦右上腕部後面の骨シェーマ

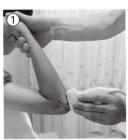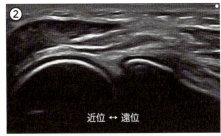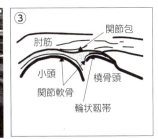
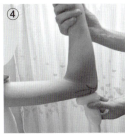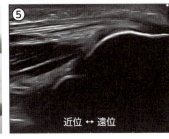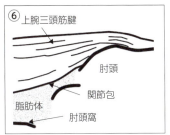

図31 エコー画像でのランドマーク
①右腕橈関節の後方走査のプローブ位置．②長軸像．③シェーマ
④右肘頭の後方走査のプローブ位置（90°屈曲位）．⑤長軸像．⑥シェーマ

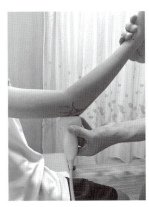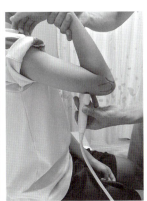

図32 後方走査の基本肢位
左：軽度屈曲位．右：最大屈曲位

## 走査方法

### 1．長軸走査

#### ①肘頭，肘頭窩

検者は検査側の尺骨肘頭を触知し，肘頭を目印にプローブが上腕骨と平行になるように上腕部遠位後方の正中を走査する（図33①〜⑥）．また，20°程度の軽度屈曲位から145°屈曲位まで，肘関節を屈曲・伸展して，動かしながら走査することを勧める．動的に観察すると，上腕三頭筋腱が肘頭に停止する様態や，伸展位では肘頭の影になる肘頭窩が観察しやすい．

なお，ここに提示している肘頭，肘頭窩の長軸像は，肘関節90°屈曲位にて走査した画像である．

画面中央から遠位に線状高エコー像で肘頭が観察できる．また，肘頭の表面には近位よ

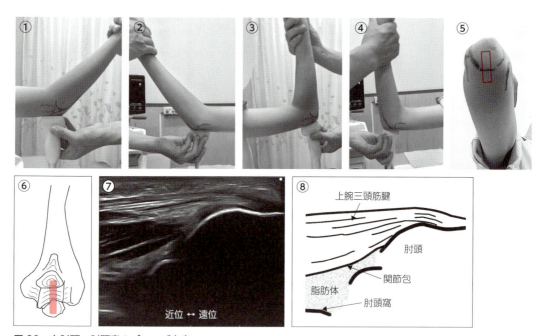

**図33 右肘頭・肘頭窩のプローブ走査**
①外側より（軽度屈曲位）．②内側より（軽度屈曲位）．③外側より（90°屈曲位）．④内側より（90°屈曲位）．⑤⑥右肘頭長軸走のプローブの位置．⑦右肘頭の長軸像．⑧シェーマ

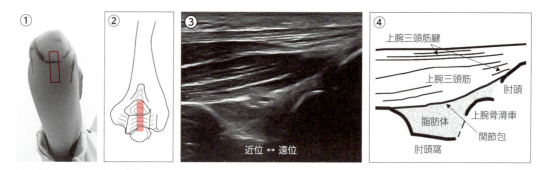

**図34 右肘頭窩の長軸走査**
①②プローブの位置：図33⑤⑥の位置より近位へ移動．
③右肘頭窩の長軸像．④シェーマ

り連なる上腕三頭筋腱の fibrillar pattern が描出される（図33⑦⑧）．

次に，プローブをやや近位側に平行移動し（図34①②），遠位の浅部に線状高エコー像で肘頭と，近位の深部に窪んだ形状の上腕骨肘頭窩が描出されるように走査する．肘頭窩は底面が高エコー像で描出され，肘頭窩の近位と遠位の斜面はやや低エコー像で描出される．また，肘頭の近位の深部には上腕骨滑車の一部が描出される．

肘頭窩の浅部には，内部を埋めるようにやや高エコー像で脂肪体が描出できる．脂肪体の浅部の線状高エコー像は関節包であり肘頭へとつながっている．関節包の浅部には上腕三頭筋内側頭の筋腹が描出でき，その浅部には上腕三頭筋腱（長頭と外側頭の共同腱）の fibrillar pattern が描出できる（図34③④）．

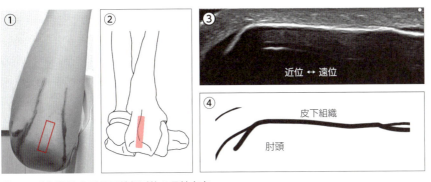

**図35 右肘頭から尺骨骨幹部近位の長軸走査**
①②プローブの位置．③右肘頭から尺骨骨幹部近位の長軸像．④シェーマ

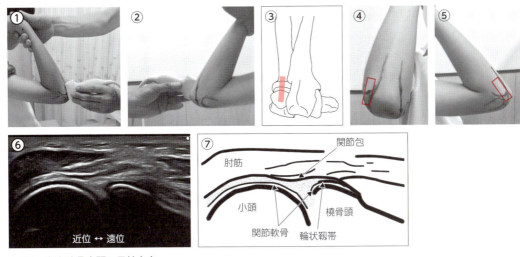

**図36 右上腕骨小頭の長軸走査**
①プローブ走査（外側より）．②プローブ走査（内側より）．③④⑤プローブの位置．⑥長軸像．⑦シェーマ

### ②上腕骨小頭

　つづいて，被検者の肘関節を最大屈曲位とする．検者は検査側の肘頭を触知し，肘頭を目印として，プローブが尺骨の骨幹部と平行になるように走査する（図35①②）．肘頭から骨幹部近位が線状高エコー像で描出できる（図35③）．

　肘頭から尺骨の骨幹部近位が線状高エコー像で描出できたら，次にプローブを外側へ平行移動する．外側へ移動していくと尺骨が描出されなくなり，しだいに近位側に上腕骨小頭が半円形の線状高エコー像で，また，遠位側には橈骨頭が線状高エコー像で描出される．腕尺関節である（図36①～⑤）．その際，小頭と橈骨頭が浅部に高エコー像でシャープに描出されるよう内外側にプローブを平行移動し，描出位置を調整するとよい．

　小頭と橈骨頭の表面には，関節軟骨が層状の低エコー像で描出できる．関節軟骨の表面には高エコー像で関節包，橈骨頭の浅部には高エコー像で輪状靱帯も描出される．また，浅部には肘筋などの筋組織も描出される（図36⑥⑦）．

## 2. 短軸走査

### ①上腕骨骨幹部遠位〜腕尺関節

被検者は肘関節を最大屈曲位とする．検者は上腕骨の骨幹部遠位後方，おおよそ肘頭の先端より15 cm近位の位置にプローブを短軸で走査する（**図37**①〜④）．その位置では，上腕骨の線状高エコー像がやや扁平に認められる．浅部には上腕三頭筋が描出される（図37⑤⑥）．

つづいてプローブを遠位に平行移動していくと，上腕骨の骨輪郭はますます幅が広くなる．そのまた遠位では上腕骨後方の中央が窪みはじめ（図37④，**図38**①），深い凹状に描出される．上腕骨肘頭窩である．肘頭窩を埋めるようにやや高エコー像で脂肪体が描出でき，脂肪体の浅部には関節包が線状高エコー像で描出できる．関節包の浅部には上腕三頭筋が描出される（図38②③）．

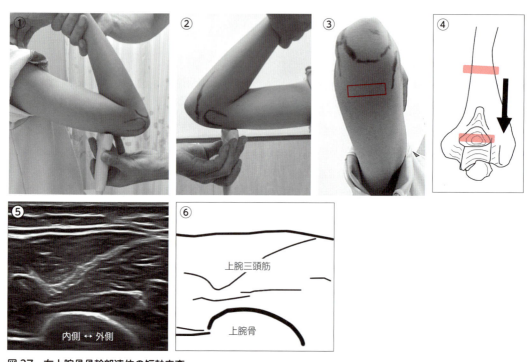

**図37　右上腕骨骨幹部遠位の短軸走査**
①プローブ走査（外側より）．②プローブ走査（内側より）．③プローブの位置．④移動方向．⑤短軸像．⑥シェーマ

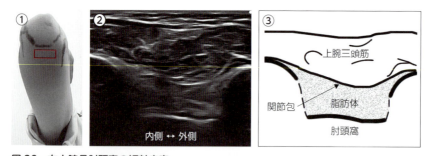

**図38　右上腕骨肘頭窩の短軸走査**
①プローブの位置．②短軸像．③シェーマ

その際に，関節包や肘頭窩が高エコー像での描出が難しい場合には，プローブを上腕に対しての遠位方向，または近位方向に傾けて，プローブの入射角を調整し，関節包や骨表面に対してビームが垂直に当たるようにするとよい（p.29「プローブワークのコツ」図10④参照）．

　肘頭窩より遠位に平行移動すると（**図39**①②），高エコー像を示す骨輪郭の窪みは浅くなり，上腕骨滑車が描出される．滑車の浅部には層状の低エコー像で関節軟骨が描出できる．関節軟骨の浅部には線状高エコー像で関節包が描出され，その浅部にはやや高エコー像で上腕三頭筋および腱が描出される（図39③④）．

　滑車より遠位に平行移動していくと（**図40**①〜④），しだいに皮膚から比較的浅い位置に扁平な山型をした線状高エコー像として肘頭が描出できる．また，肘頭の外側に小頭後面の一部が描出されることがある．肘頭の浅部には上腕三頭筋腱や肘筋の一部も描出できる（図40⑤⑥）．

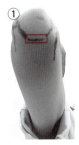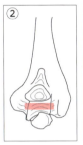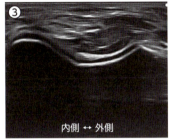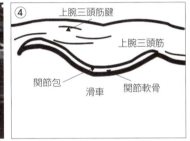

**図39　右上腕骨滑車の短軸走査**
①②プローブの位置．③短軸像．④シェーマ

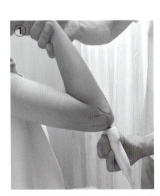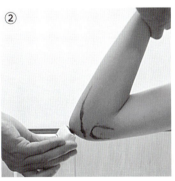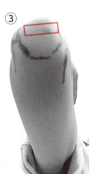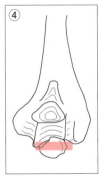
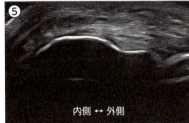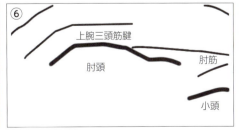

**図40　右肘頭の短軸走査**
①プローブ走査（外側より）．②プローブ走査（内側より）．③④プローブの位置．⑤短軸像．⑥シェーマ

次に，肘頭を描出したまま，プローブを外側にやや平行移動する（**図41**①②）．肘頭の外側に上腕骨遠位，小頭の一部が描出される．腕尺関節である（図41③④）．

その後，この腕尺関節部に沿って遠位へ平行移動する（**図42**①〜⑤）．このときプローブの入射角を上腕骨に対して垂直に当たるような角度から，尺骨に対して垂直に当たるような角度に徐々に調整することが大切である．

このように走査すると，肘頭の外側にある小頭の輪郭が徐々に丸みを帯びて描出できる．小頭の浅部に層状の低エコー像で関節軟骨が観察できる．小頭や肘頭の浅部には肘筋が描出される（図42⑥⑦）．

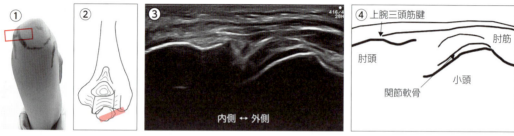

**図41 右腕尺関節の短軸走査**
①②プローブの位置．③短軸像．④シェーマ

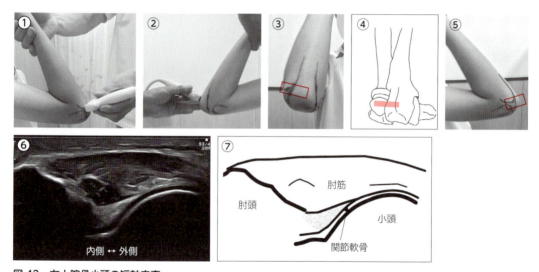

**図42 右上腕骨小頭の短軸走査**
①プローブ走査（外側より）．②プローブ走査（内側より）．③④⑤プローブの位置．⑥短軸像．⑦シェーマ

**観察症例　肘関節捻挫に伴う血腫**

患側（図43①）では肘頭窩に高エコー像で血腫が観察され，血腫により脂肪体が持ち上げられているように観察できる．この現象をfat pad signという．関節包内での骨折などの外傷時に起こる現象である．また，水腫の場合には低エコー像で描出されることが多い．

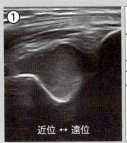
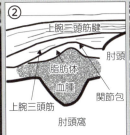
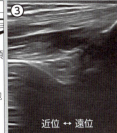
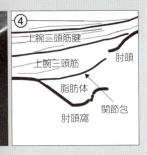
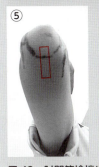

**図43　肘関節捻挫に伴う血腫の長軸像**
①患側長軸像．②シェーマ．③健側長軸像．④シェーマ．⑤プローブの位置

【参考文献】
1) ジョセフ J シプリアーノ，斎藤明義監訳：写真で学ぶ整形外科テスト法，増補改訂新版．医道の日本社，pp.198-208，2016.
2) 工藤慎太郎：運動器疾患の「なぜ？」がわかる臨床解剖学．医学書院，pp.54-56, 66-67, 2014.
3) 寺山和雄，片岡　治監修，中村蓼吾編：整形外科 痛みへのアプローチ3，肘と手・手関節の痛み．南江堂，pp.27, 36-40, 2007.
4) 皆川洋至：超音波でわかる運動器疾患―診断のテクニック．メジカルビュー社，pp.99-150, 2010.
5) H Ellis, BM Logan, AK Dixon, 年森清隆，伊藤千鶴訳：断層解剖カラーアトラス．南江堂，pp.227-231, 2003.
6) M Schünke, E Schulte, U Schumacher, et al, 坂井建雄，松村讓兒監訳：プロメテウス解剖学アトラス　解剖学総論／運動器系．医学書院，pp.242-249, 270-277, 304-313, 326-327, 330-337, 2011.
7) RMH McMinn, RT Hutchings, J Pegington, PH Abrahams, 佐藤達夫訳：人体解剖カラーアトラス．南江堂，pp.105-110, 130-132, 1995.

# 手関節
Wrist joint

## 掌側走査

橈骨遠位部での骨折や前腕屈筋腱の腱鞘炎，手根管症候群などが疑われる場合に行われる走査方法である．

### 臨床所見

手指の屈伸運動時に疼痛を認めるもの，正中神経領域での叩打痛，母指球筋での萎縮などの臨床所見が認められた場合に行う．

### 徒手検査

徒手検査法の例を挙げる．これらの徒手検査を行い鑑別する．
- Tinel's sign（チネル徴候）
- Phalen's sign（ファレン徴候）
    - など

### 体表上のランドマーク

手関節掌側遠位に触診できる骨性の隆起で，橈骨側に位置する舟状骨結節と尺側に位置する豆状骨がランドマークとなる（図1）．

### エコー画像でのランドマーク

舟状骨結節，豆状骨（図2）

### 被検者の基本肢位

被検者は座位にて，検査側の肘関節軽度屈曲位で前腕から指先を前腕回外位とし上肢台に乗せる（図3）．

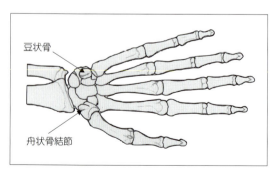

図1　手関節掌側の体表上のランドマーク

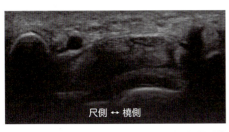 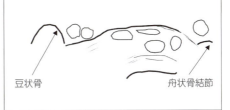

図2 エコー画像でのランドマーク（手根管近位列短軸像）とシェーマ

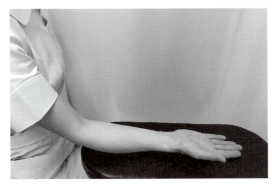

図3 基本肢位

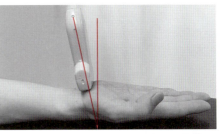
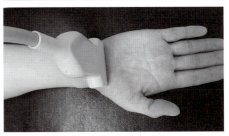

図4 短軸走査におけるプローブの位置

## 走査方法

### 1. 短軸走査

　ランドマークである豆状骨と舟状骨結節をプローブの両端に合わせて，入射角がやや斜め方向となるように描出を行う（図4）.

　異方性によって神経，屈筋腱は低エコーで描出されるため，プローブの入射角を微調整しながら高エコー像となるように描出する．

　半円形の高エコー像で尺側に豆状骨，橈側に舟状骨結節，この2つの頂点を結ぶように線状の高エコー像で屈筋支帯（図5, 図6赤矢印）を描出する．

　屈筋支帯浅層尺側に尺骨神経，尺骨動脈，屈筋支帯深層直下には正中神経が楕円形の低エコー像で描出され，橈側には長母指屈筋腱が確認される（図5，図6）.

### 2. 長軸走査

　短軸像で描出された正中神経を中心にしてプローブを90°回転走査し，体軸に対して平行にプローブを当て正中神経の長軸像を描出する（図7）.

　太さが均一な正中神経が長軸に描出される（図8赤矢印）.

　その深層では，浅指屈筋腱・深指屈筋腱が描出される．

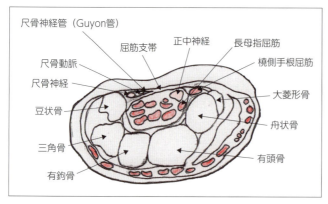

図5 手関節 屈筋支帯

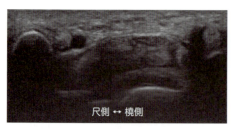 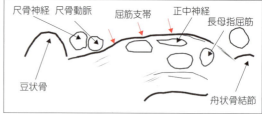

図6 手関節 屈筋支帯部短軸像とシェーマ

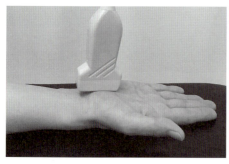 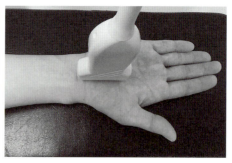

図7 長軸走査におけるプローブの位置

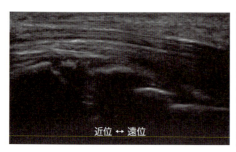 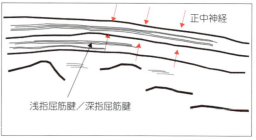

図8 手関節長軸像とシェーマ

## 観察症例　橈骨遠位端骨折（掌側）

　橈骨遠位の全体像を把握するために，二画面モード（デュアルモード）で掌側から長軸で描出した．

　所見で得られた限局性圧痛部に骨折を疑う骨不整像（**図9**赤矢印）と，その浅層には低エコー像がみられ血腫，水腫が疑われた．この症例は9歳であり，橈骨遠位端には骨端線が描出できる．

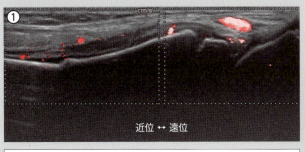

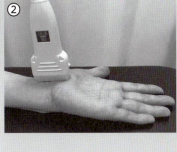

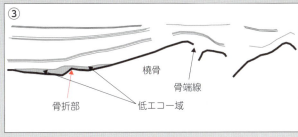

**図9　橈骨遠位の掌側長軸パノラマ画像とプローブ位置**
①橈骨遠位掌側長軸パノラマ画像（色のついた部分が血腫あるいは水腫），②プローブ位置，③シェーマ

## 背側走査

　橈骨遠位部での骨折や前腕伸筋腱の腱鞘炎などが疑われる場合に行われる走査方法である．

### 臨床所見
　手関節背側中央で限局性圧痛が認められる場合．
　伸筋腱第3コンパートメント，第4コンパートメントを圧迫すると握雪音を認めるなどの臨床所見が認められた場合に行う．

### 徒手検査
　徒手検査法はとくになく，臨床所見より鑑別を行う．

### 体表上のランドマーク
　橈骨背側の隆起部で橈骨背側結節（Lister結節），橈側遠位の橈骨茎状突起，尺骨遠位で尺骨茎状突起をランドマークとする（**図10**）．

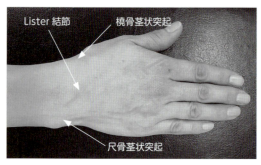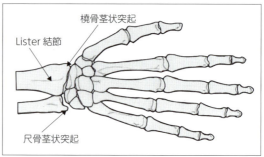

図10 体表上のランドマークとシェーマ

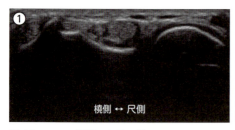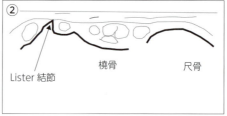

図11 エコー画像でのランドマーク
①橈骨背側結節（Lister 結節）の短軸像．②シェーマ

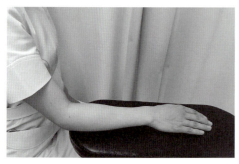

図12 基本肢位

### エコー画像でのランドマーク
　Lister 結節，尺骨（図11）

### 被検者の基本肢位
　被検者は座位にて，検査側の肘関節軽度屈曲位で前腕から指先を前腕回内位とし，上肢台に乗せる（図12）．

### 走査方法

#### 1．短軸走査
　橈骨背側遠位に位置する Lister 結節をランドマークとし，プローブを体軸に対して直角に当て描出を行う（図13）．

　手関節背側短軸走査では，橈骨，尺骨遠位端に伸筋腱第2～5区画と，そこに位置する伸筋腱を楕円形の高エコー像で描出する（図14，図15）．

　ランドマークである Lister 結節より橈側に，第2区画である長橈側手根伸筋，短橈側手根伸筋が円形状の高エコー像で描出される．

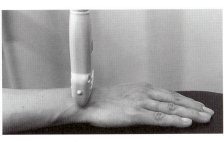 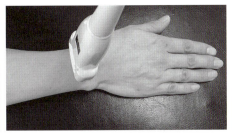

図13　短軸アプローチ位置

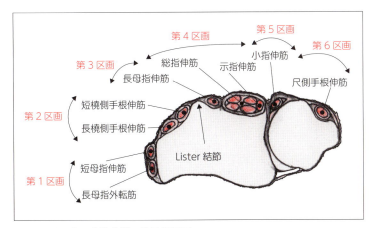

図14　手関節　伸筋支帯　伸筋腱区画

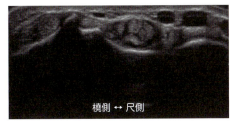 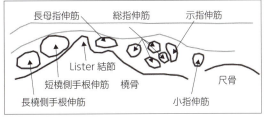

図15　手関節短軸　伸筋腱区画とシェーマ

　Lister結節より尺側に，第3区画には長母指伸筋，第4区画には示指伸筋，総指伸筋，第5区画には，小指伸筋が円形状の高エコー像で描出される（図15）．

**短軸像での比較**

　短軸像で描出した遠位橈尺関節より遠位にプローブを平行移動し，近位手根列，遠位手根列の順で描出を行う（図16）．

　近位手根列の描出では，橈骨背側描出位置からプローブを遠位方向に平行移動し，橈骨が舟状骨と月状骨に変わる（骨と骨との間では一瞬高エコー像が途切れる）．

　橈側から舟状骨，月状骨，三角骨が高エコー像で描出される（図17）．さらにプローブを遠位方向に平行移動すると，遠位手根列が描出される．中央に描出されていた月状骨が有頭骨へと変わり，橈側には小菱形骨，尺側には有鈎骨が高エコー像で観察できる（図18）．

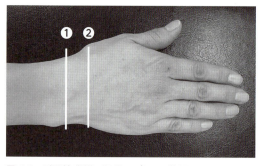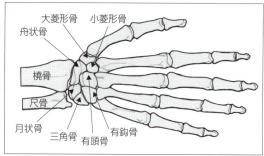

**図16 手関節背側　短軸　プローブ位置とシェーマ**
①近位手根列：舟状骨／月状骨／三角骨
②遠位手根列：小菱形骨／有鈎骨／有鈎骨

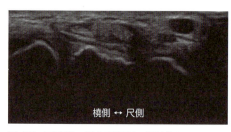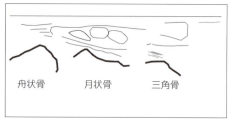

**図17　手関節　近位手根列の短軸像とシェーマ**

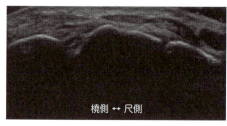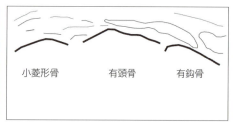

**図18　手関節　遠位手根列の短軸像とシェーマ**

## 2. 長軸走査（橈骨遠位）

　短軸走査を描出されたLister結節上（**図19**）でプローブを90°回転操作し体軸に対して長軸走査で橈骨遠位と手根骨を描出する（**図20**）．

　手関節背側長軸走査では，橈骨Lister結節上では（図20③イ），遠位に描出される手根骨は舟状骨となる（**図21**）．

　Lister結節より橈側にプローブを平行移動すると（図20③ア），浅層にはfibrillar patternで短橈側手根伸筋，深層には橈骨遠位と舟状骨が線状高エコー像で描出される（図22）．

　Lister結節より尺側にある伸筋腱第3区画にプローブを平行移動すると（図20③ウ），浅層にはfibrillar patternで長母指伸筋，深層には橈骨遠位，月状骨，有頭骨が線状の高エコー像で描出される（**図23**）．

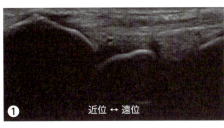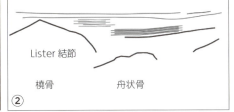

図19　エコー画像でのランドマーク
①橈骨背側結節（Lister結節）の長軸像．②シェーマ

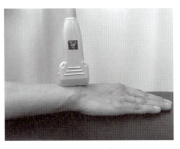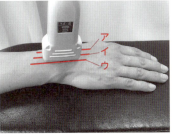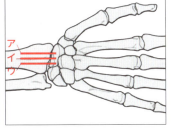

図20　長軸のプローブ位置

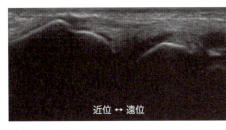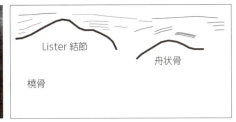

図21　手関節　長軸像とシェーマ

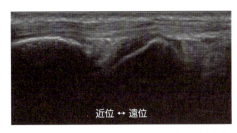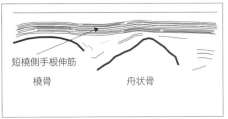

図22　手関節　Lister結節より橈側　長軸走査とシェーマ

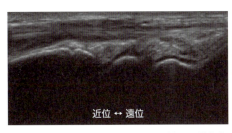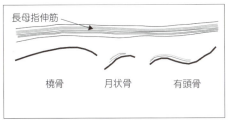

図23　手関節　Lister結節より尺側　長軸走査とシェーマ

同部位（Lister 結節より尺側）で，手関節軽度掌屈位で描出を行うと，橈骨・月状骨・有頭骨が一直線上に描出される（図24）．

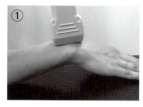 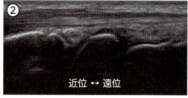 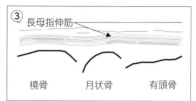

図24　手関節　掌屈位　描出
①手関節軽度掌屈位でアプローチ．②長軸像．③シェーマ

> **観察症例**　**橈骨遠位端骨折（背側）**
>
> 橈骨遠位背側から長軸で描出する．
> 所見で得られた限局性圧痛部に骨折を疑う骨不整像（掌側・背側，赤矢印）と，その浅層には低エコー像がみられ血腫，水腫が疑われた（図25，図26）．
> 掌側からのアプローチ（図25）では，骨折部における骨転位はわずかに描出されるが，背側からのアプローチ（図26）では背側転位が確認しやすい．

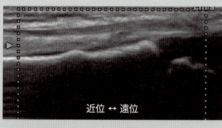 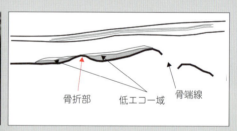

図25　橈骨遠位掌側の長軸像とシェーマ

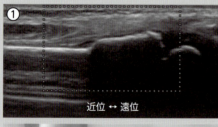 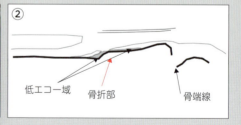

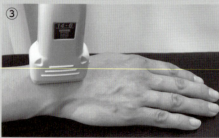

図26　橈骨遠位背側
①橈骨遠位背側走査長軸像．②シェーマ．③プローブの位置

## 橈側走査

伸筋腱第1区画に位置する長母指外転筋，短母指伸筋での腱鞘炎（de Quervain病）などが疑われる場合に行われる走査方法である．

### 臨床所見

伸筋腱第1区画に圧痛を認める．

タバコ窩（snuff box）に腫脹や圧痛を認めるなどの臨床所見が認められた場合に行う．

### 徒手検査

徒手検査法の例を挙げる．これらの徒手検査を行い鑑別する．

・Finkelstein test（フィンケルスタインテスト）

### 体表上のランドマーク

橈骨背側結節（Lister結節）遠位橈側に橈骨茎状突起，母指CM関節伸展位で橈側から短母指伸筋，長母指伸筋をランドマークとする（図27）．

### エコー画像でのランドマーク

橈骨先端部（橈骨茎状突起）（図28）

### 被検者の基本肢位

被検者は座位にて，検査側の肘関節軽度屈曲位で前腕から指先を前腕中間位とし，上肢台に乗せる（図29）．

### 走査方法

#### 1．短軸走査

橈骨先端部（橈骨茎状突起）に短軸にプローブを当てて描出する（図30）．

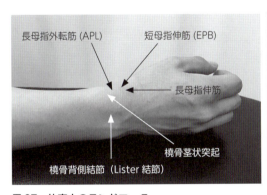
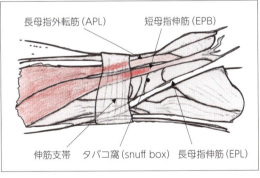

図27　体表上のランドマーク

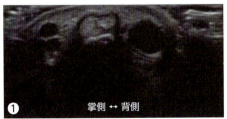
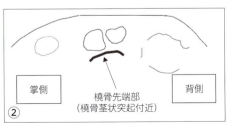

図28　エコー画像でのランドマーク　①橈骨茎状突起短軸像．②シェーマ

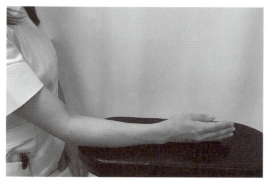

図29　基本肢位

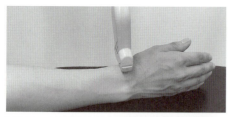

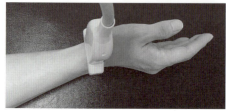

図30　短軸走査のプローブ位置とシェーマ

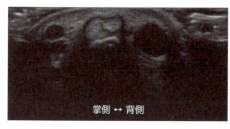

図31　手関節　橈側　第1区画における短軸像とシェーマ

　橈骨遠位に位置する伸筋腱第1区画は，掌側に長母指外転筋が太い楕円形の高エコー像で，背側に短母指伸筋が細い円形の高エコー像で描出され，その周囲では低エコーで腱鞘が描出される（図31）．

　伸筋腱の描出時には異方性に配慮し，プローブの入射角を微調整しながら描出を行う．

### 2. 長軸走査

　母指伸展時に触診される長母指伸筋と短母指伸筋の中央の陥凹部（anatomical snuff box）をランドマークとして，橈骨遠位から長軸にプローブを当てて描出を行う（図32）．

　描出されたエコー画像の近位から順に線状高エコー像で橈骨茎状突起，舟状骨，大菱形骨が描出される（図33）．

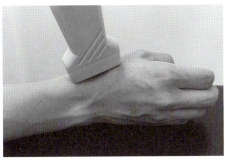 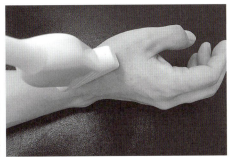

図32　長軸走査におけるプローブ位置

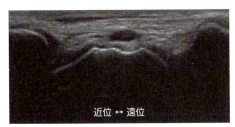 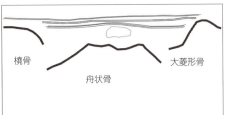

近位 ↔ 遠位

橈骨　舟状骨　大菱形骨

図33　手関節長軸像とシェーマ

## 尺側走査

　尺骨茎状突起部での骨折や尺側手根伸筋の腱鞘炎，脱臼などが疑われる場合に行われる走査方法である．

### 臨床所見
　尺骨遠位での圧痛，橈屈運動時疼痛，回旋運動制限を認める．
　前腕回旋運動時の疼痛や軋音を認めるなどの臨床所見が認められた場合に行う．

### 徒手検査
　徒手検査法はとくになく，臨床所見より鑑別を行う．

### 体表上のランドマーク
　尺骨遠位（尺骨茎状突起）をランドマークとする（図34）．

### エコー画像でのランドマーク
　尺側手根伸筋，尺骨遠位（図35）．

### 被検者の基本肢位（伸筋腱6区画）
　被検者は座位にて，検査側の肘関節軽度屈曲位で前腕から指先を前腕回内位とし，上肢台に乗せる（図36）．

### 走査方法
#### 1．短軸走査
　尺骨茎状突起先端部に短軸にプローブを当て描出する（図37）．
　尺骨に対して短軸にプローブを当て遠位へと平行移動すると，尺骨の中央部が少し凹んでいる位置に半円形の高エコー像で尺側手根伸筋が描出される．この窪みが尺側手根伸筋

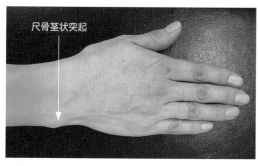
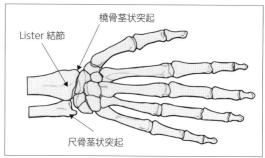

図34　体表上のランドマーク

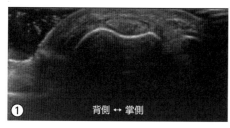
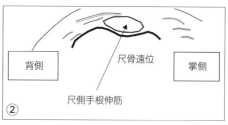

図35　エコー画像でのランドマーク　①尺骨茎状突起短軸像．②シェーマ

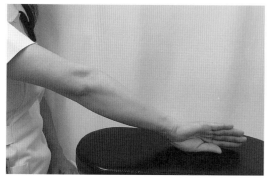

図36　基本肢位

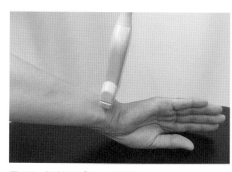
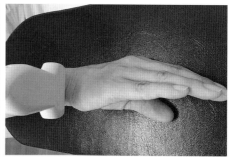

図37　短軸アプローチ位置

溝で伸筋腱第6区画となる（図38）．

　尺側手根伸筋が高エコーで描出されない場合は，尺側手根伸筋溝上で遠位，近位へと平行移動し，溝の深い部位を描出しプローブの入射角を変えて，卵円形上の高エコー像で描出されるように微調整を行う．

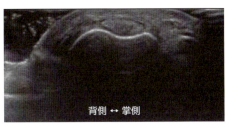
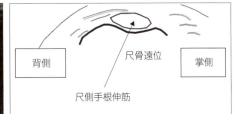

図38　手関節短軸　第6区画　短軸像とシェーマ

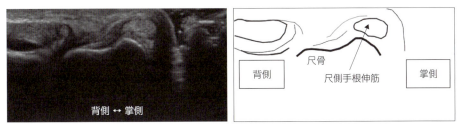

図39　前腕回外位での尺側手根伸筋短軸像とシェーマ

　描出肢位の違いにより描出される解剖的位置関係に違いが生じるので，描出肢位の選択は重要である．

　前腕回外では，尺側手根伸筋が尺骨の陥凹部を乗り越えて掌側に描出される（図39）．

## 2. 長軸走査

　尺側短軸の描出位置で，尺側手根伸筋を中央に描出したところからプローブを90°回転し（図40），尺側手根伸筋のfibrillar patternが描出されるよう長軸走査する．また深層には尺骨遠位と三角骨が高エコー像で描出される（図41）．

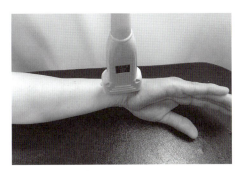

図40　長軸アプローチ位置

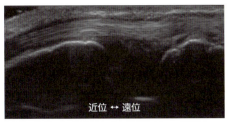
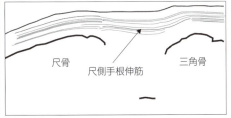

図41　手関節　第6区画　長軸像とシェーマ

### 参考文献

1) 新関真人：臨床で毎日使える図解整形外科学検査法．医道の日本社，pp.250-51, 53-54, 209-215, 224-231, 2002.
2) 青木隆明, 林 典雄：運動療法のための機能解剖学的触診技術—上肢．メジカルビュー社, pp.50-51, 53-54, 57-58, 62-63, 2007.
3) 皆川洋至：超音波でわかる運動器疾患—診断のテクニック．メジカルビュー社, pp.67-71, 73-91, 93-96, 2010.
4) 中村辰三, 曽山良之輔, 柳田雅彦, 増田雅保：入門運動器の超音波観察法, 医歯薬出版. pp.47-49, 2008.
5) M Schünke, E Schulte, U Schumacher, et al. 坂井建雄, 松村讓兒監訳：プロメテウス解剖学アトラス 解剖学総論／運動器系．医学書院, pp.282-283, 312-340, 369-399, 2011.
6) 寺山和雄, 片岡 治監修. 中村蓼吾編：整形外科 痛みへのアプローチ3, 肘と手・手関節の痛み．南江堂, pp.106-111, 233-236, 2007.
7) 白石吉彦, 白石裕子, 皆川洋至, 小林 只：THE 整形内科．南山堂．pp.222-223, 2016.

# 手指部
Finger part

## 掌側走査

掌側板損傷，手指骨での骨折，脱臼，屈筋腱損傷などが疑われる場合に行われる走査方法である．

### 臨床所見
掌側板に突き指損傷に伴う圧痛，腫脹などの臨床所見が認められる場合や，手指部の圧痛や腫脹が，MP関節での靱帯性腱鞘（A1 pulley プーリー）と屈筋腱で認められる場合に行う．

### 徒手検査
徒手検査法の例を挙げる．これらの徒手検査を行い鑑別を行う．
- Subliminus test（浅指屈筋テスト）
- Profundus test（深指屈筋テスト）

　など

### 体表上のランドマーク
中手骨，基節骨，中節骨，末節骨をランドマークとする（図1）．

### エコー画像でのランドマーク
基節骨，中節骨，末節骨（図2）．

### 被検者の基本肢位
被検者は座位にて，検査側の肘関節軽度屈曲位で前腕から指先を前腕回外位とし，上肢台に乗せる（図3）．

### 走査方法

#### 1. 長軸走査
手指掌側中央部（第3指）に長軸にプローブを当て描出を行う（図4）．

図5の通り，向かって左側から線状高エコー像で，中手骨，基節骨，中節骨，末節骨．

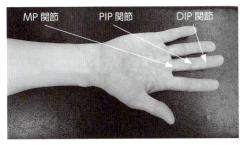 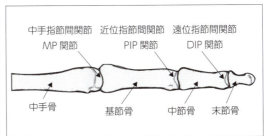

図1　体表上のランドマークとシェーマ

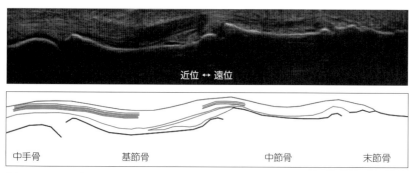

**図2 エコー画像でのランドマーク**
基節骨・中節骨・末節骨の長軸像，パノラマ画像とシェーマ

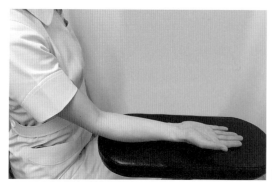

**図3 被検者の基本肢位**

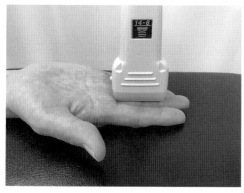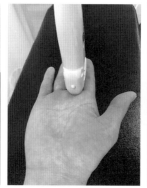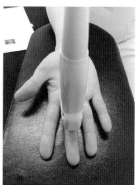

**図4 長軸掌側走査におけるプローブ位置**

さらにMP関節，PIP関節，DIP関節が描出される．

描出画像（図5上）では，深指屈筋腱（FDP），浅指屈筋腱（FDS）のfibrillar patternが基節骨上で一部不鮮明に描出されている．これは音響工学的に異方性と呼ばれ，屈筋腱に対して垂直に超音波ビームが当たらずに低エコーで描出される現象である．この現象は，プローブの入射角を変えて屈筋腱に対して垂直に超音波ビームを当てることで解消される．

深指屈筋腱や浅指屈筋腱はfibrillar patternで描出され，PIP関節浅層には高エコー像で掌側板も描出される（図6）．

深指屈筋腱と浅指屈筋腱の描出は，動的に描出（指の屈曲伸展運動）をすることで腱の

滑走の違いがみえ，確認しやすくなる．
　つづいてプローブをMP関節にて長軸に当てると，fibrillar patternで屈筋腱が描出され，その屈筋腱（浅層・深層）両側に低エコー像で靱帯性腱鞘（A1 pulley）が描出される（図7）．

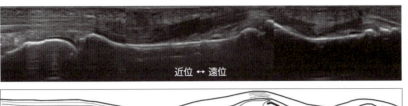
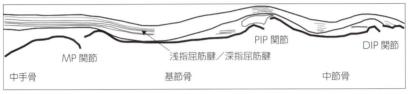

**図5　手指掌側の長軸像（パノラマ画像）とシェーマ**

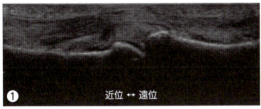
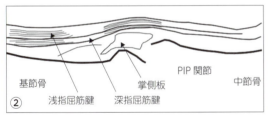
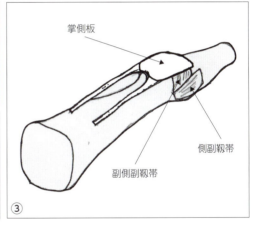

**図6　掌側板の長軸像**
①屈折腱の深層　MP関節部．②シェーマ．③掌側板の解剖図

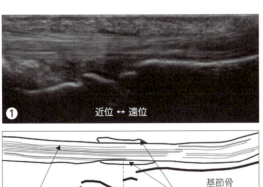
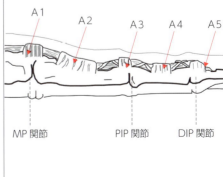

**図7　A1 pulleyの長軸像**
①MP関節部の浅層の屈筋腱に観察される滑液（低エコー）の周囲にA1 pulleyが位置する．②シェーマ．③pulleyの解剖図

腱鞘炎の症例では，腱鞘，屈筋腱の肥大が描出され，動的な観察では屈筋腱の滑走障害が確認できる．

### 2. 短軸走査

手指掌側より短軸で，近位から①中手骨レベル，②基節骨近位レベル，③基節骨遠位レベル，④中節骨近位レベルの順で浅指屈筋腱，深指屈筋腱の描出を行う（**図8**）．

各レベルでの描出時，プローブの入射角の微調整を行い，腱そのものが最も高エコーで観察される位置で描出を行う．

①中手骨レベル

中手骨レベルでは，深層に深指屈筋腱，浅層には浅指屈筋腱が楕円形の高エコー像で重なって描出される（**図9**）．

②基節骨近位レベル

基節骨近位レベルでは，浅層の浅指屈筋腱が2つに分離し小さな円形の高エコー像で描出される．深層では卵円形の高エコー像で深指屈筋腱が描出される（**図10**）．

③基節骨遠位レベル

基節骨遠位レベルでは，浅層の浅指屈筋腱が橈側，尺側に分岐し小さな円形の高エコー

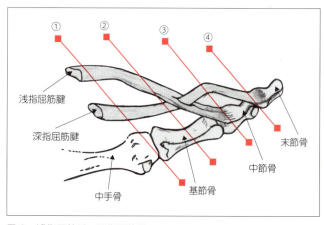

**図8　浅指屈筋腱・深指屈筋腱**
①～④は描出の順を示す

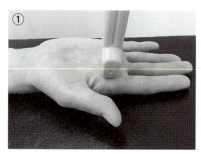
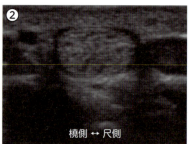
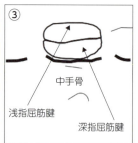

**図9　中手骨の短軸走査**
①短軸走査におけるプローブ位置．②中手骨と屈筋腱の短軸像．③シェーマ

像で描出される.中央には卵円形の高エコー像で深指屈筋腱,その深層にはPIP関節掌側板が高エコー像で描出される(**図11**).

④中節骨近位レベル

中節骨近位レベルでは,中央に深指屈筋腱が高エコー像で描出され,その両側には中節骨に付着する浅指屈筋腱が異方性により低エコー像で描出される.

また,その深層には掌側板が高エコー像で描出される(**図12**).

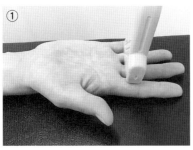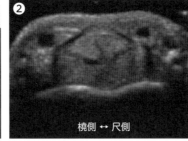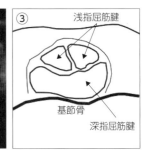

**図10 基節骨近位の短軸走査**
①短軸走査におけるプローブ位置.②基節骨と屈筋腱の短軸像.③シェーマ

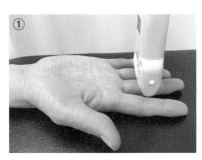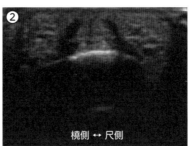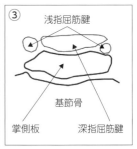

**図11 基節骨遠位の短軸走査**
①短軸走査におけるプローブ位置.②基節骨と屈筋腱の短軸像.③シェーマ

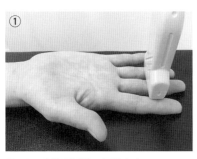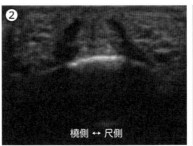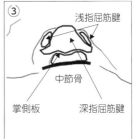

**図12 中節骨近位の短軸走査**
①短軸走査におけるプローブ位置.②中節骨と屈筋腱の短軸像.③シェーマ

## 観察症例　PIP 関節捻挫

　PIP 関節を掌側から長軸で描出する．
　所見で得られた限局性圧痛部である中節骨近位に骨不連続像（**図13**②患側，赤矢印）を描出し，掌側板損傷を示唆する．
　また，近位側，基節骨浅層には低エコー像で血腫，水腫を描出する（図13）．

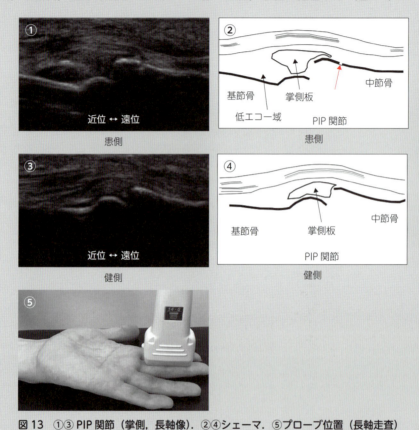

**図13**　①③ PIP 関節（掌側，長軸像）．②④シェーマ．⑤プローブ位置（長軸走査）

## 背側走査

　手指骨での骨折，脱臼，伸筋腱損傷，脱臼などが疑われる場合に行われる走査方法である．

### 臨床所見

　手指部での圧痛および腫脹が，終止伸筋腱骨性（骨性マレットや腱性マレット）に認められる．突き指損傷に伴う圧痛，腫脹などの臨床所見が認められる場合に行う．

### 徒手検査

　理学所見より鑑別を行う．

## 体表上のランドマーク

中手骨，基節骨，中節骨，末節骨をランドマークとする（図14）．

## エコー画像でのランドマーク

基節骨，中節骨，末節骨（図15）．

## 被検者の基本肢位

被検者は座位にて，検査側の肘関節軽度屈曲位，前腕回内位で，指関節を伸展位とし，上肢台に乗せる（図16）．

## 走査方法

### 1．長軸走査

触診で基節骨，中節骨，末節骨を確認する．指背側中央部にプローブを長軸走査し，MP関節，PIP関節，DIP関節の順で描出する（図17）．

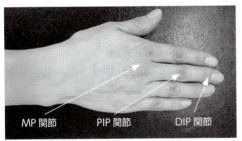
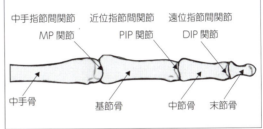

図14 体表上のランドマークとシェーマ

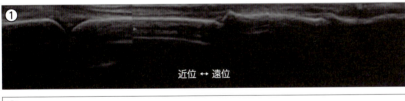
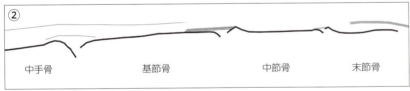

図15 エコー画像でのランドマーク　基節骨，中節骨，末節骨の長軸像
①基節骨，中節骨，末節骨の長軸像．②シェーマ

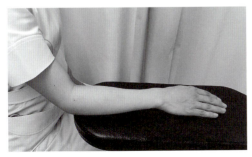
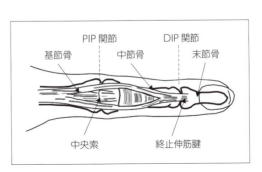

図16 被検者の基本肢位

図17 指関節背側のシェーマ

伸筋腱は非常に薄く，皮下に位置するため，エコーゼリーを多めにして描出する．

① MP関節レベルの走査

MP関節を中心に中手骨，基節骨が線状の高エコー像で描出され，浅層にはfibrillar patternで総指伸筋腱が描出される（**図18**）．

② PIP関節レベルの走査

PIP関節を中心に基節骨，中節骨が線状高エコー像で描出され，基節骨の浅層にはfibrillar patternで中節骨基部に停止する中央索が描出される（**図19**）．

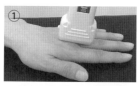
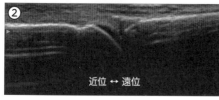
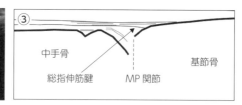

**図18　MP関節長軸像**
① MP関節背側長軸走査におけるプローブ位置．② MP関節長軸像．③ シェーマ

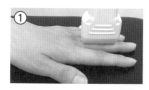
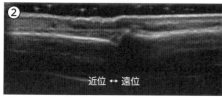
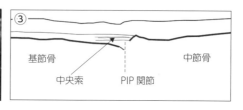

**図19　PIP関節長軸像**
① PIP関節背側長軸走査におけるプローブ位置．② PIP関節長軸像．③ シェーマ

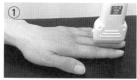
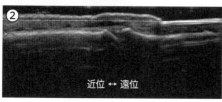
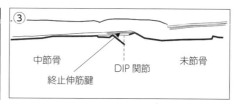

**図20　DIP関節長軸像**
① DIP関節背側長軸走査におけるプローブ位置．② DIP関節長軸像．③ シェーマ

### ③ DIP 関節レベルの走査

DIP 関節を中心に中節骨，末節骨を線状高エコーで描出し，末節骨基底部には終止伸筋腱の付着部が描出される．臨床的には，骨性マレットと腱性マレットを鑑別するための重要な描出部位となる（図20）．

## 2. 短軸走査

第3指を背側から短軸で，①中手骨遠位，②PIP 関節，③DIP 関節の順で描出を行う．

### ①中手骨遠位レベル

中手骨遠位に短軸にプローブを当て描出を行う．深層には線状高エコーで中手骨，浅層には楕円形の高エコー像で総指伸筋腱が描出される（図21）．

### ②PIP 関節レベル

PIP 関節裂隙に短軸にプローブを合わせて描出を行う．

深層には基節骨が高エコー像で，その浅層には高エコー像で中央索が描出される（図22）．

### ③DIP 関節レベル

DIP 関節裂隙部に短軸にプローブを合わせて描出を行う．

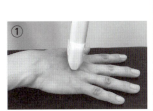
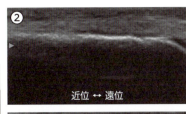
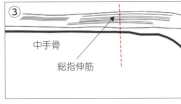
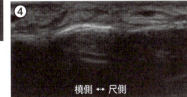
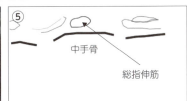

**図21　中手骨短軸像**
①中手骨背側短軸走査におけるプローブ位置．②③中手骨長軸像とシェーマ．④⑤中手骨短軸像とシェーマ

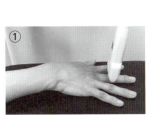
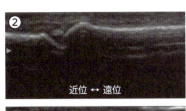
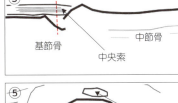
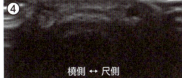
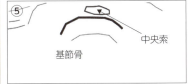

**図22　PIP 関節短軸像**
①PIP 関節背側短軸走査におけるプローブ位置．②③PIP 関節長軸像とシェーマ．④⑤PIP 関節短軸像とシェーマ

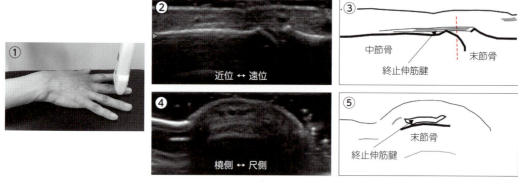

**図 23　DIP 関節短軸像**
① DIP 関節背側短軸走査におけるプローブ位置．②③ DIP 関節長軸像とシェーマ．④⑤ DIP 関節短軸像とシェーマ

　深層には末節骨が高エコー像で描出され，浅層中央には薄い終止伸筋腱が低エコー像で描出する（図 23）．

注）各描出画像中（図 21～図 23），シェーマ中の点線部分は短軸でのプローブ位置を示す．長軸像と比較しながら確認すると理解しやすい．

### 観察症例　第 5 指基節骨骨折

　基節骨近位を背側から長軸で描出する．所見で得られた限局性圧痛部（赤矢印）である基節骨近位に骨不連続像を描出し，第 5 指基節骨骨折が疑われる．また，尺側からの描出でも骨不連続像を認め橈側への側方転位が疑われる（図 24）．

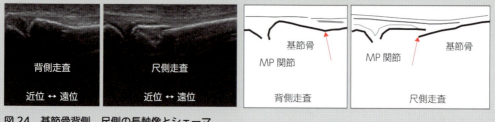

図 24　基節骨背側，尺側の長軸像とシェーマ

### 観察症例　第4指基節骨での斜骨折

所見で得られた限局性圧痛部が基節骨（第4指）に認められ，背側より短軸で遠位から近位へと描出すると時計回りで骨不連続像（赤矢印）が確認できる（図25）．

長軸での描出がしにくい斜骨折は，短軸走査のほうが描出しやすい．

患部の描出は，短軸，長軸と多方向からのアプローチを行うことにより，多くの情報を得ることが重要である．

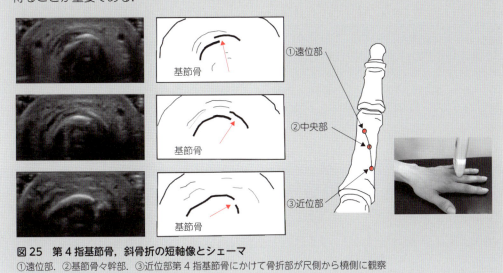

**図25　第4指基節骨，斜骨折の短軸像とシェーマ**
①遠位部．②基節骨々幹部．③近位部第4指基節骨にかけて骨折部が尺側から橈側に観察

## 橈側走査・尺側走査

手指骨での骨折，脱臼，側副靱帯損傷などが疑われる場合に行われる走査方法である．

### 臨床所見

突き指損傷に伴う圧痛，腫脹がPIP関節，DIP関節，側副靱帯に認められる．

屈曲，伸展ROM制限などの臨床所見が認められる場合に行う．

### 徒手検査

徒手検査法の例を挙げる．これらの徒手検査を行い鑑別する．

・側方ストレステスト　など

### 体表上のランドマーク

指関節屈曲伸展運動を行いながらMP関節，PIP関節，DIP関節での関節裂隙を確認し，これらをランドマークとする（図26）．

### エコー画像でのランドマーク

基節骨，中節骨，末節骨（図27）．

### 被検者の基本肢位

被検者は座位にて，検査側の肘関節軽度屈曲位，前腕回内位，手指伸展外転位（指を開く動作）で上肢台に乗せる（図29）．

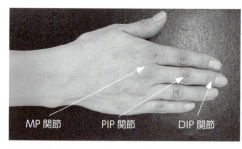
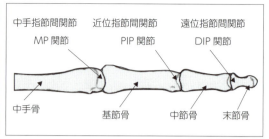

図26　体表上のランドマークとシェーマ

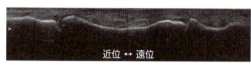
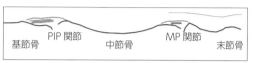

図27　エコー画像でのランドマーク　基節骨，中節骨，末節骨橈側の長軸像とシェーマ

## 走査方法

① PIP関節（第3指）側副靱帯の走査

PIP関節，関節裂隙側面にプローブを当て中節骨側（遠位側）に当てたプローブを少し掌側に傾け，側副靱帯に対して長軸にプローブが当たるように微調整を行い描出する．

指関節伸展では，側副靱帯は弛緩した状態となる（図30～図32）．

画像（図33，図34）では，基節骨，中節骨が線状高エコー像で描出される．また，関節裂隙部での高エコーの骨の窪みをつなぐようにfibrillar patternで側副靱帯（橈側側副靱帯，尺側側副靱帯）が描出される．

橈側側副靱帯と尺側側副靱帯を比較すると，橈側側副靱帯の基節骨の靱帯付着部での骨の窪みが大きく，靱帯線維が尺側側副靱帯よりも大きいことが確認できる．（図33，図34）．

② 母指MP関節の走査

母指MP関節側面に長軸にプローブを当て描出を行う．

尺側側副靱帯描出時には，前腕回内位で母指外転し，MP関節側面にプローブが当たるように斜め方向からアプローチを行う（図35）．

> **ワンポイントアドバイス**
>
> 被検者に上肢台上で，ボールを握らせ，PIP関節，DIP関節，軽度屈曲位（30～40°）のキャッチング肢位で側方尺側より水平にプローブを当て描出する（図28）．
>
> このように指屈曲位にすることで側副靱帯は緊張した状態で観察できる．

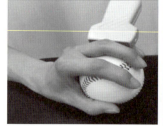
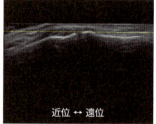

図28　キャッチング肢位と尺側側副靱帯の長軸像（尺側走査）

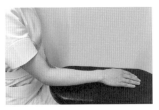
図29 被検者の基本肢位

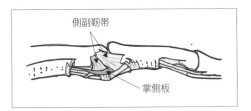
図30 側副靱帯のシェーマ

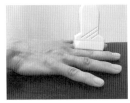
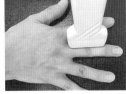
図31 橈側側副靱帯のアプローチにおけるプローブ位置

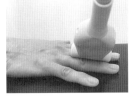
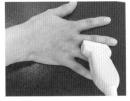
図32 尺側側副靱帯のアプローチにおけるプローブ位置

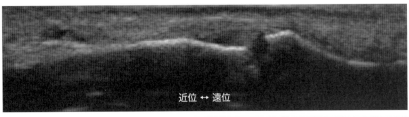
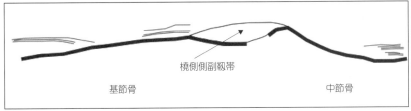
図33 橈側側副靱帯の長軸像とシェーマ

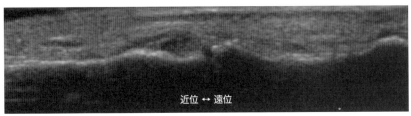
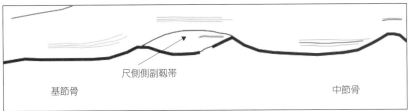
図34 尺側側副靱帯の長軸像とシェーマ

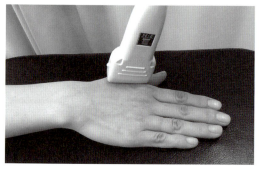
図35 母指MP関節尺側走査におけるプローブ位置

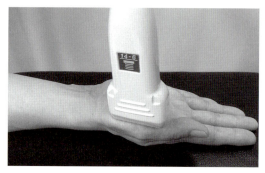
図36 母指MP関節撓側走査におけるプローブ位置

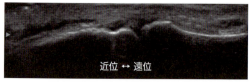
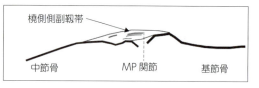
図37 母指撓側側副靱帯長軸像とシェーマ

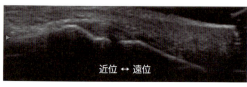
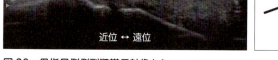
図38 母指尺側側副靱帯長軸像とシェーマ

　撓側側副靱帯描出時では前腕回外位で掌側よりMP関節側面にプローブを当て描出を行う（図36）．

　中節骨，基節骨は線状エコー像で描出し，MP関節裂隙部で骨の窪みにつなぐようにfibrillar patternで母指MP関節の側副靱帯（尺側側副靱帯，撓側側副靱帯）が描出される（図37，図38）．

【参考文献】
1) 新関真人：臨床で毎日使える図解整形外科検査法．医道の日本社, pp.223-235, 234-235, 2002.
2) 青木隆明, 林 典雄：運動療法のための機能解剖学的触診技術―上肢．メジカルビュー社, pp.81-84, 216-225, 236-243, 2007.
3) 皆川洋至：超音波でわかる運動器疾患―診断のテクニック．メジカルビュー社, pp.23-39, 48-64, 2010.
4) 日本超音波骨軟組織学会編：入門 運動器の超音波観察法．医歯薬出版, pp.50-53, 2010.
5) M Schünke, E Schulte, U Schumacher, et al, 坂井建雄, 松村讓兒監訳：プロメテウス解剖学アトラス　解剖学総論／運動器系．医学書院, pp.254-399, 2011.
6) 寺山和雄, 片岡 治監修. 中村蓼吾編：整形外科 痛みへのアプローチ3, 肘と手・手関節の痛み．南江堂, pp.159-166, 2011.

# 股関節
Hip joint

## 前方走査

単純性股関節炎，ペルテス病，大腿骨頸部骨折，関節唇損傷，大腿骨寛骨臼インピンジメント（Femoroacetabular impingement：FAI），関節変形などが疑われる場合に行われる走査方法である．

### 臨床所見

股関節部に自発痛，圧痛，腫脹，熱感，運動痛，可動域制限，介達痛，叩打痛，歩行痛，クリック，下肢への放散痛などの臨床所見が認められる場合に行う．

### 徒手検査

徒手検査法の例を挙げる．これらの徒手検査を行い，鑑別を行う．

- Anvil test（アンビルテスト）[1]
- Patrick（Faber）test〔パトリック（フェーバー）テスト〕[1]
- Thomas test（トーマステスト）[1]
- Trendelenburg test（トレンデレンブルグテスト）[1]

### 体表上のランドマーク

大腿骨大転子，腸骨上前腸骨棘（図1）．

### エコー画像でのランドマーク

大腿骨大転子，大腿骨頸，大腿骨頭，腸骨下前腸骨棘（図2）．

### 被検者の基本肢位

被検者は仰臥位にて，股関節中間位，下肢自然肢位とする．

### 検者の基本肢位

検者は座位または立位で，被検者の側方に位置する．

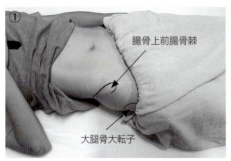 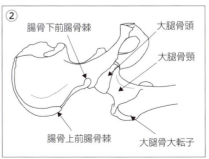

図1　右股関節前方の体表上のランドマーク　①前方より．②骨シェーマ

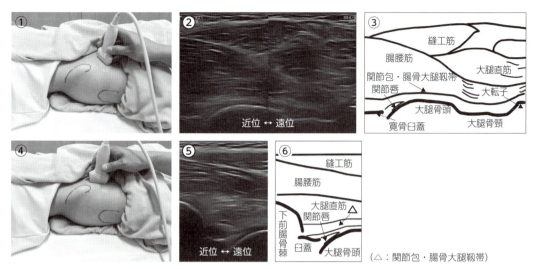

**図2 エコー画像でのランドマーク**
①右股関節（大腿骨大転子，大腿骨頸，大腿骨頭）の前方走査におけるプローブ位置（大腿骨頭体角を考慮する）．②長軸像．③シェーマ．④右股関節（大腿骨頭，腸骨下前腸骨棘）前方長軸走査におけるプローブ位置．⑤長軸像．⑥シェーマ

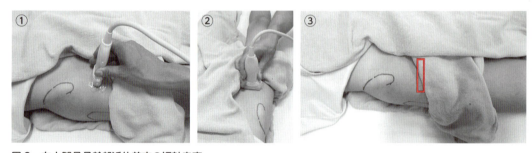

**図3 右大腿骨骨幹部近位前方の短軸走査**
①前方短軸走査におけるプローブ位置（前外方より）．②プローブ位置（上方より）．③プローブの位置（赤枠）

## 走査方法

この部位は筋組織が比較的厚いので，視野深度（表示深度）や焦点（focus）の位置を深くするように機器の調整が必要である．

### 1．大腿骨骨幹部前方の短軸走査

検査側の大腿部近位前方に，短軸にプローブを当てる（図3）．大腿部前方の筋組織の深部に存在する大腿骨骨幹部の表面が，半円形に高エコー像で描出できるように走査する．大腿部前方には深部に中間広筋，外側に外側広筋，浅部に大腿直筋が描出できる（図4）．

### 2．大腿骨骨幹部前方の長軸走査

大腿骨骨幹部前方に短軸走査で当てたプローブを，大腿骨を目印としてモニタに描出したまま90°回転し，大腿骨骨幹部近位が線状高エコー像で描出されるように長軸走査する（図5）．浅部に大腿直筋，その深部に外側広筋と中間広筋も描出できる（図6）．

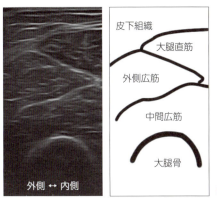

図4 右大腿骨骨幹部近位前方の短軸像とシェーマ

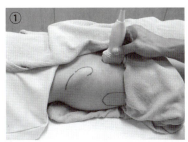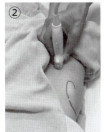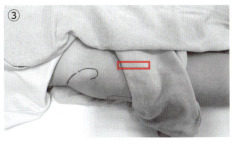

図5 右大腿骨骨幹部から近位前方の長軸走査
①プローブ位置（前外方より），②プローブ位置（上方より），③プローブの位置（赤枠）

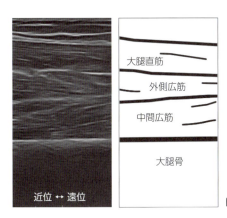

図6 右大腿骨骨幹部近位前方の長軸像とシェーマ

### 3. 大腿骨近位部前方の長軸走査

　大腿骨骨幹部前方の長軸走査に続き，長軸走査のままプローブを近位側へ平行移動する（図7）．大腿骨上端部に近付くと，骨の輪郭を表す線状高エコー像が徐々に盛り上がり，大腿骨上端部の前方が描出できる．大腿骨上端部のやや内寄りの位置では，大腿骨の上に中間広筋，その浅部には大腿筋膜張筋が描出される（図8）．

### 4. 股関節前方，大腿骨頭・頸部の長軸走査

　大腿骨近位部前方を長軸走査した位置で，プローブの中心を中心軸として，プローブの近位を内側（体幹正中側）へ40～50°回転させる（図9）．この回転する走査によって，大腿骨頸部の輪郭がくびれたように描出できる．そのままプローブを内上方に平行移動す

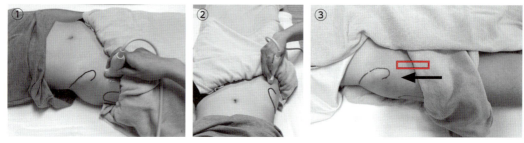

図7　右大腿骨近位部前方の長軸走査
①プローブ位置（前外方より）．②プローブ位置（上方より）．③プローブの位置（図5③より矢印方向の赤枠の位置へ移動）

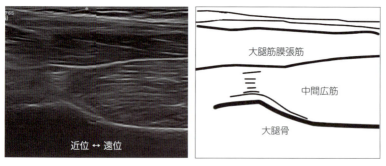

図8　右大腿骨近位部前方の長軸像とシェーマ

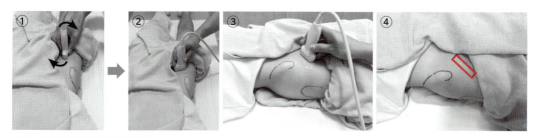

図9　右股関節前方の長軸走査
①プローブ位置（上方より）（図7③より40〜50°回転）．②プローブ位置（上方より）．③プローブ位置（前外方より）．
④プローブの位置（赤枠）

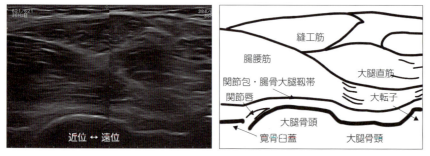

図10　右股関節から頸部前方の長軸像とシェーマ

ると，大腿骨頸部から骨頭，関節唇，寛骨臼蓋が描出できる．骨の浅部には，腸骨大腿靱帯と関節包が，浅層は高エコー像で，深層は低エコー像の層状として描出される．また，股関節前方に存在する筋組織が，内側（体幹正中側）に腸腰筋，浅部に縫工筋，外側に大腿直筋がそれぞれ描出される（図10）．

## 5. 下前腸骨棘から関節部を長軸走査

股関節前方の長軸走査で大腿骨頭を描出したまま，プローブを回転し大腿部とプローブが平行になるようにする（図11①）．大腿骨骨頭，寛骨臼蓋，関節唇が高エコー像で描出できる．骨の浅部には関節包と腸骨大腿靱帯が層状にやや高エコー像で描出される．また，その浅部には大腿直筋，腸腰筋および縫工筋が描出できる（図11②③）．

次に，腸骨下前腸骨棘を目指して近位へプローブを平行移動する（図12）．大腿骨骨頭，寛骨臼蓋，関節唇，下前腸骨棘が高エコー像で描出できる．また，骨の浅部には図11②③と同様に，関節包と腸骨大腿靱帯が層状にやや高エコー像で描出され，その浅部には大腿直筋，腸腰筋，縫工筋が描出できる（図13）．

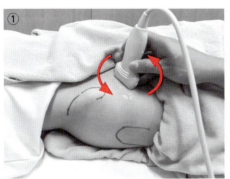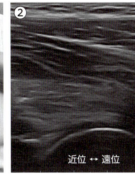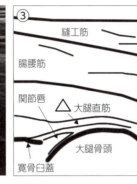

**図11　右股関節前方の長軸走査**
①プローブと図9④より矢印方向へ回転走査させる．②③右股関節部長軸像とシェーマ（△：関節包・腸骨大腿靱帯）

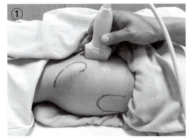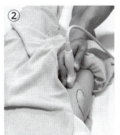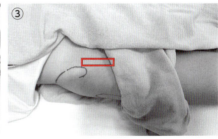

**図12　右下前腸骨棘から関節部の長軸走査**
①プローブ位置（前外方より）．②プローブ位置（上方より）．③プローブの位置（赤枠）

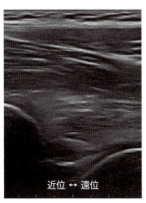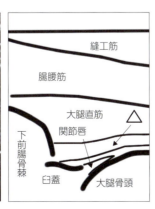

**図13　右下前腸骨棘から関節部の長軸像とシェーマ**
△：関節包・腸骨大腿靱帯

## 観察症例　単純性股関節炎

2歳児の単純性股関節炎の画像である．患側では関節唇と関節軟骨の浅部，関節包・腸骨大腿靱帯の深部に水腫を低エコー像で認める．小児では関節軟骨が厚く低エコー像で，関節軟骨の内部に成長軟骨を高エコー像で観察することができる（図14）．

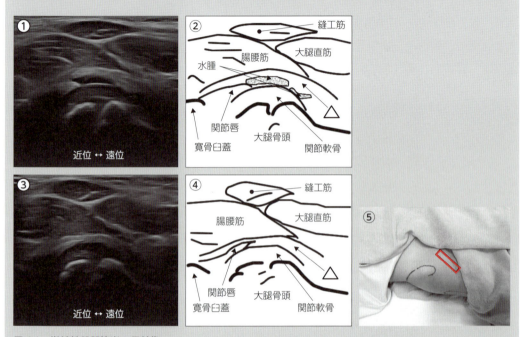

図14　単純性股関節炎の長軸像
①②患側エコー像とシェーマ．③④健側エコー像とシェーマ（△：関節包・腸骨大腿靱帯）．⑤プローブの位置（赤枠）

# 外側走査

中殿筋や小殿筋の筋・腱組織の損傷，大転子滑液包炎などが疑われる場合に行われる走査方法である．

### 臨床所見

股関節部に自発痛，圧痛，腫脹，熱感，運動痛，可動域制限，介達痛，叩打痛，歩行痛，クリック，下肢への放散痛などの臨床所見が認められる場合に行う．

### 徒手検査

徒手検査法の例を挙げる．これらの徒手検査を行い，鑑別を行う．
- Ober test（オーベルテスト）[1]
- Trendelenburg test（トレンデレンブルグテスト）[1]

### 体表上のランドマーク

大腿骨大転子，腸骨稜，腸骨上前腸骨棘（図15）．

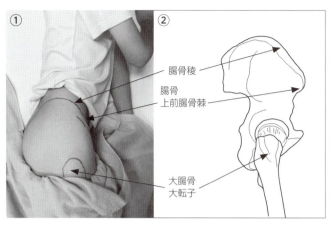

図15 右股関節外側の体表上のランドマーク
①外側より．②骨シェーマ

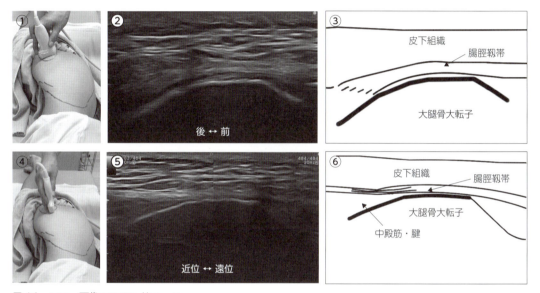

図16 エコー画像でのランドマーク
①外側短軸走査におけるプローブ位置．②右大転子短軸像．③シェーマ．
④外側長軸走査におけるプローブ位置．⑤右大転子長軸像．⑥シェーマ

## エコー画像でのランドマーク

大腿骨大転子（図16）．

## 被検者の基本肢位

被検者は側臥位または仰臥位で，股関節中間位とする．側臥位では両下肢を重ねるようにして置く．

## 検者の基本肢位

検者は座位または立位で，被検者が側臥位の場合には被検者の後方に位置し，被検者が仰臥位の場合には被検者の股関節検査側の側方に位置する．

## 走査方法

### 1．大腿骨骨幹部外側の短軸走査

検査側の大腿骨骨幹部近位外側に垂直になるように短軸でプローブを当て（図17），大腿骨骨幹部の表面が線状高エコー像で，半円形に描出されるように走査する．大腿骨の浅

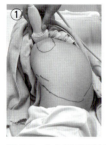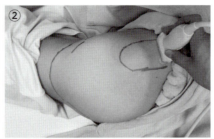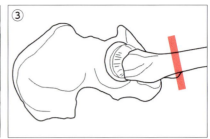

**図17 右大腿骨骨幹部外側の短軸走査**
①プローブ位置（上方より）．②プローブ位置（外方より）．③プローブの位置（赤矩形）

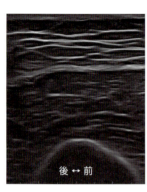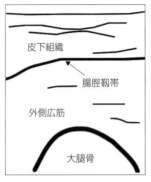

図18 右大腿骨骨幹部外側の短軸像とシェーマ

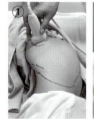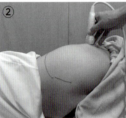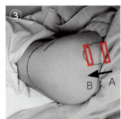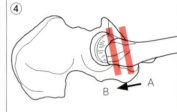

**図19 右大腿骨大転子外側の短軸走査**
①プローブ位置（上方より）．②プローブ位置（後方より）．③④プローブの位置（赤枠，A から B に移動）

部にはおもに外側広筋が描出される（図18）．

## 2．大腿骨大転子の短軸走査

　骨幹部より徐々にプローブを近位側へ平行移動すると，線状高エコー像で描出される大腿骨の輪郭が徐々に浅部に描出されるようになる．皮膚表面からもっとも浅部に大腿骨の輪郭が認められる位置が大転子の頂点である（図19③④，A の位置）．骨幹部の骨輪郭に比べると，大転子では幅が広く扁平な半円形で描出される（図20）．

　つづいて，大転子が皮膚からもっとも浅部に認める位置（図19③④，A の位置）よりも，プローブをやや近位へ平行移動すると（図19③④，B の位置），大転子の骨形状に変化がみられ，3つの小面（facet）が観察できる．前小面（anterior facet：AF）には小殿筋腱が付着する．外小面（lateral facet：LF）には中殿筋腱前方線維が付着する．後上小面（postero-superior facet：PSF）には中殿筋腱後方線維が付着する．また，小・中殿筋

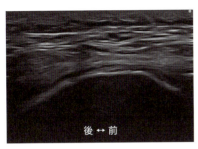 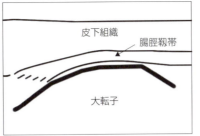

図20　右大腿骨大転子外側の短軸像とシェーマ

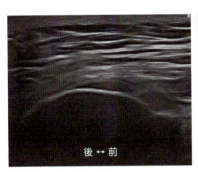 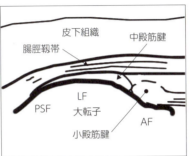

図21　右大腿骨大転子近位外側の短軸像とシェーマ

腱の浅部にはやや高エコー像で腸脛靱帯が観察できる（図21）．

### 3. 大腿骨大転子の長軸走査

　大腿骨大転子の短軸走査をしたプローブを，大腿骨大転子を目印として描出したまま90°回転し，大転子が線状高エコー像で描出されるように長軸走査する．長軸走査したプローブを前方から後方へ平行移動すると（図22），前方ではAFが比較的深い位置に平らな斜面で観察され，小殿筋および腱も描出される（図23）．外側ではLFがAFよりも浅い位置に平らな斜面で観察され，中殿筋および中殿筋腱前部線維も描出される（図24）．後方ではPSFが丸味をもった斜面で観察され，中殿筋および中殿筋腱後部線維も描出される（図25）．また，各画像の小・中殿筋の浅部には腸脛靱帯が高エコー像で描出される．

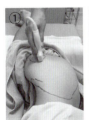 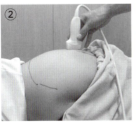 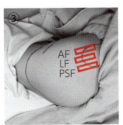 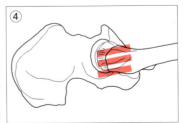

図22　右大腿骨大転子のLF長軸走査
① LFプローブ位置（上方より）．② LFプローブ位置（後方より）．③④ AF, LF, PSFにおけるプローブの位置（赤枠）．
④シェーマ（赤矩形）

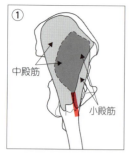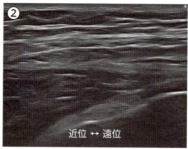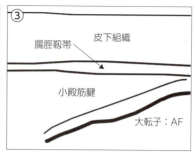

**図23　右大腿骨骨大転子 AF　長軸走査**
①AF プローブの位置（赤矩形）．②③ AF　長軸像とシェーマ

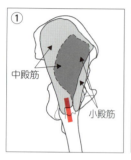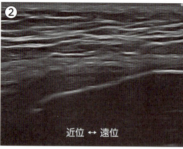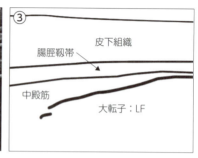

**図24　右大腿骨骨大転子 LF　長軸走査**
①LF プローブの位置（赤矩形）．②③ LF　長軸像とシェーマ

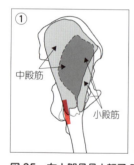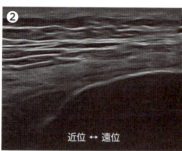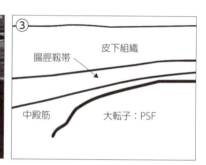

**図25　右大腿骨骨大転子 PSF　長軸走査**
①PSF プローブの位置（赤矩形）．②③ PSF　長軸像とシェーマ

## 後方走査

　殿部の筋損傷，単純性股関節炎，関節変形などの走査方法である．

### 臨床所見

　殿部に自発痛，圧痛，腫脹，熱感．股関節の運動痛，可動域制限，介達痛，叩打痛，歩行痛，クリック，下肢への放散痛などの臨床所見が認められる場合に行う．

### 徒手検査

　徒手検査法の例を挙げる．これらの徒手検査を行い，鑑別を行う．
・Patrick（Faber）test〔パトリック（フェーバー）テスト〕[1]
・Trendelenburg test（トレンデレンブルグテスト）[1]

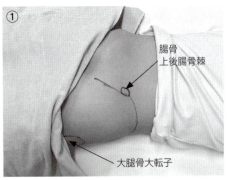 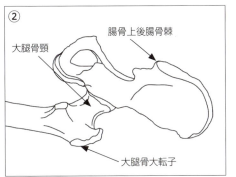

**図 26 右股関節後方の体表上のランドマーク**
①後方より．②骨シェーマ（右股関節後方）

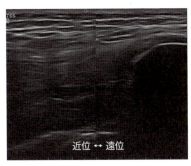 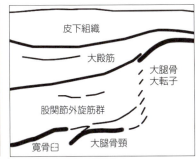

**図 27 エコー画像でのランドマーク**
右股関節の後方走査の長軸像（右大腿骨大転子，大腿骨頸）とシェーマ

### 体表上のランドマーク
　大腿骨大転子，腸骨上後腸骨棘（図 26）．

### エコー画像でのランドマーク
　大腿骨大転子，大腿骨頸（図 27）．

### 被検者の基本肢位
　被検者は腹臥位とする．下肢は左右のつま先を合わせるようにして，やや内旋位とする．

### 検者の基本肢位
　検者は座位または立位で，被検者の股関節検査側の側方に位置する．

### 走査方法

#### 1．大腿骨大転子を後方より長軸走査

　大腿骨大転子を長軸走査（図 22）で観察を行ったように，股関節の外側から大腿骨大転子をランドマークとして長軸走査する．
　次に，大転子を長軸走査したままプローブを後方へ平行移動する．このときにプローブの当たる角度を調整し，大転子の後方にビームが垂直に当たるようにプローブを立てて入射角を調整する（図 28）．大転子の後方が線状高エコー像で描出され，その近位には中殿筋が描出される（図 29）．

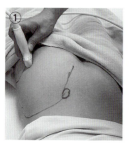 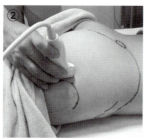 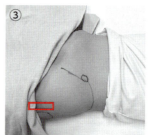 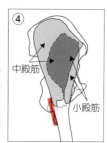

図28　右大腿骨大転子後方の長軸走査
①プローブ位置（上方より），②プローブ位置（外方より），③④プローブの位置（赤枠または赤矩形）

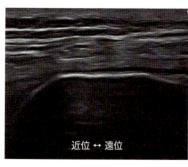 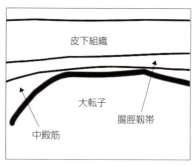

図29　右大腿骨大転子後方の長軸像とシェーマ

## 2．股関節後方の長軸走査

　次にプローブの近位側を内側へ，プローブの遠位側を外側へ40〜50°回転する（図30①）．盛り上がった大腿骨大転子から，凹状の頸部が描出できるようプローブを近位側・遠位側方向に平行移動したり，入射角を変えたりして調整する．また，この部位は皮下組織や筋組織が厚いので，視野深度（表示深度）や焦点（focus）の位置を深くするような機器の調整も必要である．

　その後，プローブを仙骨の方向へ平行移動すると（図30②③，図31），股関節後面が描出でき，寛骨臼，大腿骨頸が線状高エコー像で描出できる．また，浅部には正中側より大転子を覆うように大殿筋が描出され，その深部には股関節外旋筋群の一部が描出される（図32）．関節部では関節唇が高エコー像で描出できる場合もある．

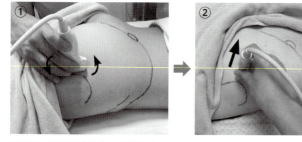 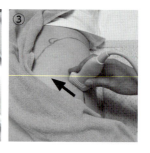

図30　右股関節後方の長軸走査
①右大腿骨大転子後方プローブ位置（図28③より40〜50°回転）（図30①より平行移動），②プローブ位置（外方より），③プローブ位置（下方より）

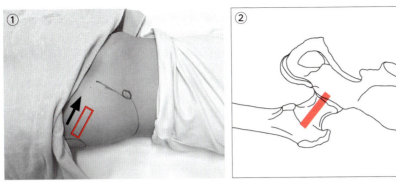

図31 右股関節後方の長軸走査におけるプローブ位置（赤枠）とシェーマ（赤矩形）

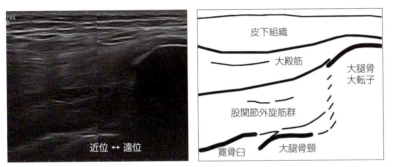

図32 右大腿骨大転子から股関節の後方走査の長軸像とシェーマ

**【参考文献】**

1) ジョセフ J シプリアーノ．斎藤明義監訳：写真で学ぶ整形外科テスト法，増補改訂新版．医道の日本社，pp.371-381，2016．
2) 皆川洋至：超音波でわかる運動器疾患―診断のテクニック．メジカルビュー社，pp.166-167，287-324，2010．
3) H Ellis, BM Logan, AK Dixon, 年森清隆, 伊藤千鶴訳：断層解剖カラーアトラス．南江堂，pp.160-167，176-183，194-195，2003．
4) M Schünke, E Schulte, U Schumacher, et al, 坂井建雄, 松村讓兒監訳：プロメテウス解剖学アトラス 解剖学総論／運動器系．医学書院，pp.402-411，420-429，471-477，496-503，546-554，2011．
5) RMH McMinn, RT Hutchings, J Pegington, PH Abrahams, 佐藤達夫訳：人体解剖カラーアトラス．南江堂，pp.259-271，289-294，296-299，1995．

# 膝関節
Knee joint

## 前方走査　①大腿下部前面

大腿骨下部前面，膝蓋骨底周囲に骨折や変形，大腿四頭筋腱炎，関節水腫などが疑われる場合に行われる走査方法である．

### 臨床所見

大腿骨下部前面，膝蓋骨周辺に自発痛，腫脹，圧痛，運動時痛，荷重時痛，膝可動域制限等の臨床所見が認められた場合に行う．

### 徒手検査

徒手検査法の例を挙げる．これらの徒手検査を行い，鑑別を行う．
- Patella ballottement test（膝蓋骨跳動テスト）[1]
- Patella grinding test（膝蓋骨圧迫テスト）[1]

など

### 体表上のランドマーク

膝蓋骨，大腿骨内側上顆・外側上顆（図1）

### エコー画像でのランドマーク

膝蓋骨，大腿骨，大腿四頭筋腱，大腿骨前脂肪体，膝蓋上嚢，膝蓋骨上脂肪体（図2，3）

### 被検者の基本肢位

長座位あるいは仰臥位にて，膝関節を伸展し脱力させる．ただし，可動域制限を伴う場合は強制してはならない（図4）．

### 検者の基本肢位

検者は座位または立位にて，被検者の検査側の前側あるいは側方に位置する．

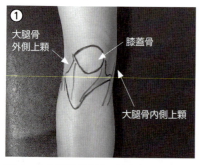
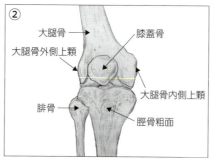

**図1　右大腿下部前面の体表上のランドマーク**
膝伸展位，①前方より．②骨のシェーマ（前面）

膝関節

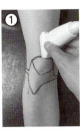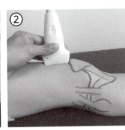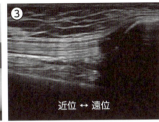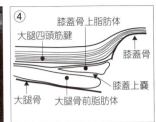

**図2　右大腿下部前面のエコー画像でのランドマーク**
前方走査，長軸像．①前方より．②外側より．③④右大腿部下部前面長軸像とそのシェーマ

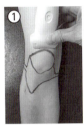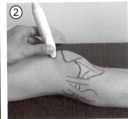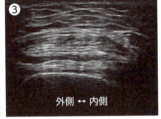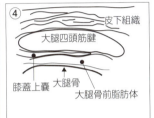

**図3　右大腿下部前面のエコー画像でのランドマーク**
前方走査，短軸像．①前方より．②外側より．③④右大腿部下部前面短軸像とそのシェーマ

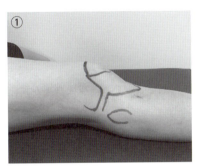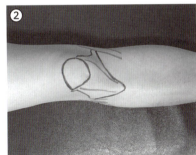

**図4　前方走査の基本肢位**
①外側より．②前方より

## 走査方法

### 1．長軸走査

　検者は，検査側の膝蓋骨を触知し，膝蓋骨上端部（膝蓋骨底）を目印にプローブが大腿下部前面伸筋群と平行になるように，また，プローブ遠位側が膝蓋骨底の方向に向くように走査する（図5，図6①）．

　画像近位から中央では，皮下組織の深層に大腿四頭筋腱（大腿直筋，中間広筋）がfibrillar patternで描出されるようにプローブの位置や角度を調整する．深層には，膝蓋上囊がやや低エコー像で描出され，さらに深層に大腿骨前脂肪体が高エコー像で描出される．最深層には大腿骨が線状高エコー像で描出される．

　遠位側では，皮下組織の深層に膝蓋骨表層を薄く覆うように大腿四頭筋腱がfibrillar patternで描出され，すぐ深層に膝蓋骨が線状高エコー像で描出される．大腿四頭筋腱の深層かつ膝蓋骨底の近位では，膝蓋骨上脂肪体がやや高エコー像で描出され，さらに深層

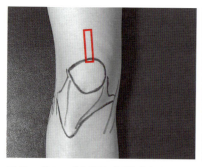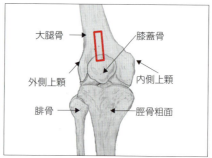

図5 プローブの位置（長軸走査とシェーマ）

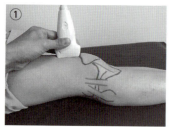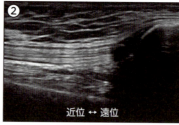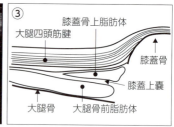

図6 大腿下部前面長軸走査
①プローブ走査（外側より）．②エコー画像．③シェーマ

には，膝蓋上嚢が低エコー像で描出される．最深層では，大腿骨が線状高エコー像で描出できる（図6②③）．

### 2. 短軸走査

近位部（膝蓋骨底から近位側10 cmの部），中間部（膝蓋骨底から近位側5 cmの部），遠位部（膝蓋骨底直上の部）の3部位にて描出を行う．

#### ①大腿下部前面近位部

長軸走査で膝蓋骨上端部（膝蓋骨底）を描出している位置で，プローブを90°回転し，大腿骨体部と垂直になるように当てる．次に，近位側10 cm上方に平行移動する（図7，図8①②）．皮下組織の深層中央に大腿直筋が横長の楕円形で描出される．外側では外側広筋，内側では内側広筋の一部が大腿直筋に隣接して描出される．上記3筋（大腿直筋，外側広筋，内側広筋）の深層には，中間広筋が大腿骨を覆うように低エコー像のなかに一部，高エコー像で描出される．最深層では，大腿骨が半円形の線状高エコー像で描出される（図8③④）．

#### ②大腿下部前面中間部

大腿下部前面近位部短軸走査後，プローブを膝蓋骨底方向に5 cm平行移動する（図7，図9①②）．中間部では，皮下組織の深層に大腿四頭筋腱の外側・内側広筋は一部描出されるが，大腿直筋・中間広筋は各筋性部分がなくなり境界不明瞭に描出される．最深層では，大腿骨が曲線に近い線状高エコー像で描出される（図9③④）．

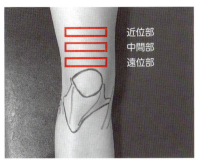

図7 プローブの位置（短軸走査）

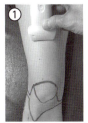 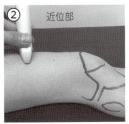 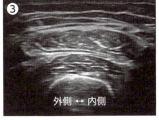 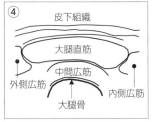

図8　右大腿下部前面近位部の短軸走査
①プローブ走査（前方より）．②プローブ走査（外側より）．③エコー画像．④シェーマ

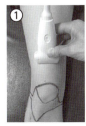 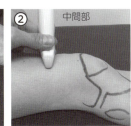 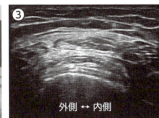 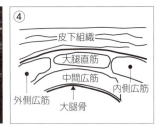

図9　右大腿下部前面中間部の短軸走査
①プローブ走査（前方より）．②プローブ走査（外側より）．③エコー画像．④シェーマ

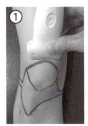 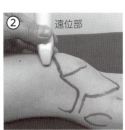 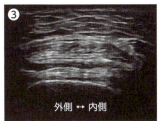 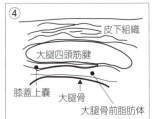

図10　右大腿下部前面遠位部の短軸走査
①プローブ走査（前方より）．②プローブ走査（外側より）．③エコー画像．④シェーマ

③大腿下部前面遠位部

　大腿下部前面中間部短軸走査後，プローブをさらに膝蓋骨底方向に5 cm平行移動する（図7，図10①②）．皮下組織の深層に大腿四頭筋腱が各筋性部から腱性部に移行し，横長で楕円形の高エコー像で描出される．大腿四頭筋腱深層には，膝蓋上嚢が低エコー像で描出される．さらに深層では大腿骨前脂肪体が高エコー像で描出され，最深層には大腿骨

が直線に近い曲線の線状高エコー像で描出される（図10③④）．

## プローブワークのコツ

膝蓋上嚢に貯留した水腫および血腫を観察する方法として，プローブを描出位置に当て，被検者に大腿四頭筋腱を収縮，弛緩させると，膝蓋上嚢に貯留した血腫および水腫を示す低エコー像が確認できる（図11①〜⑥）．

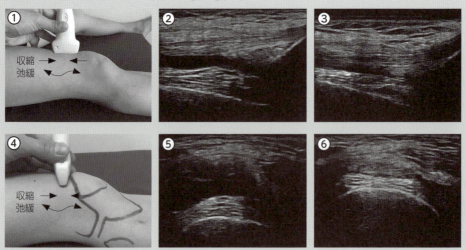

**図11 大腿四頭筋腱の収縮・弛緩** ①長軸走査．②大腿四頭筋収縮時のエコー画像（長軸像）．③大腿四頭筋弛緩時のエコー画像（長軸像）．④短軸走査．⑤大腿四頭筋収縮時のエコー画像（短軸像）．⑥大腿四頭筋弛緩時のエコー画像（短軸像）

## 観察症例　膝蓋上嚢に貯留した水腫

患側では，膝蓋骨上脂肪体と大腿骨前脂肪体間の膝蓋上嚢に貯留した水腫あるいは血腫と考えられる低エコー像を明瞭に観察できる（図12，図13）．

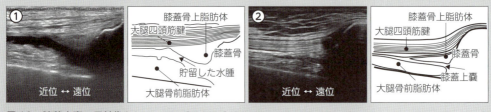

図12 膝蓋上嚢の長軸像とシェーマ ①患側．②健常例

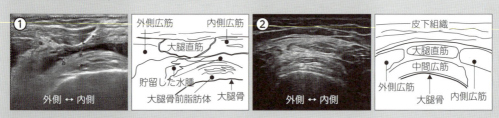

図13 膝蓋上嚢の短軸像とシェーマ ①患側．②健常例

## 前方走査　②膝蓋骨～下腿近位部

膝蓋腱炎，分裂膝蓋骨，膝蓋骨骨折，ラルセン病（Sinding Larsen-Johansson病），オスグッド・シュラッター病（Osgood-Schlatter病）などが疑われる場合に行われる走査方法である．

### 臨床所見
膝関節部に腫脹，圧痛，熱感，運動痛，可動域制限などの臨床所見が認められる場合に行う．

### 徒手検査
徒手検査法の例を挙げる．これらの徒手検査を行い，鑑別を行う．
- Patella grinding test（膝蓋骨圧迫テスト）[1]
- Patella apprehension test（膝蓋骨不安定感テスト）[1]
- Dreyer's test（ドレイヤーテスト）[1]
- など

### 体表上のランドマーク
膝蓋骨，膝蓋腱（靱帯），脛骨粗面，大腿骨内側上顆・外側上顆（図14）

### エコー画像でのランドマーク
膝蓋骨，膝蓋腱（靱帯），脛骨粗面，大腿骨内側上顆・外側上顆，大腿四頭筋腱（図15，図16）

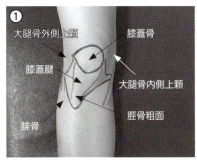
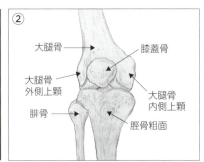

図14　右膝前面の体表上のランドマーク
①前面より．②骨のシェーマ（前面）

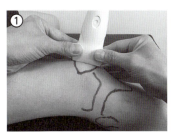
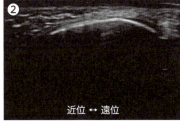
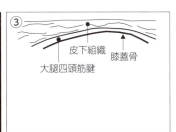

図15　右膝蓋骨のエコー画像でのランドマーク
①長軸走査．②エコー画像．③シェーマ

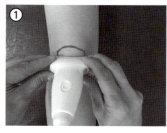 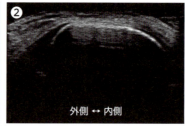 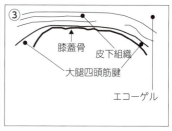

図16 右膝蓋骨のエコー画像でのランドマーク
①短軸走査．②エコー画像．③シェーマ

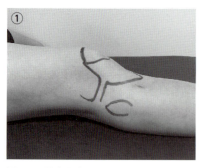 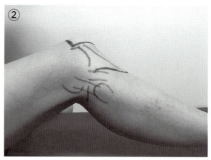

図17 前方走査の基本肢位
①伸展位（外側より）．②屈曲位（外側より）

### 被検者の基本肢位

座位あるいは仰臥位にて，膝関節を伸展または屈曲し脱力させる（仰臥位では自家筋力が作用しないよう枕等を入れるとよい）．ただし，可動域制限を伴う場合は強制してはならない（**図17**）．

### 検者の基本肢位

検者は座位または立位にて，被検者の検査側の前側あるいは側方に位置する．

### 膝蓋骨の走査方法

#### 1．長軸走査

検者は，検査側の膝蓋骨底から膝蓋骨尖に対して，平行になるようにプローブを当て，近位側（膝蓋骨底）から遠位側（膝蓋骨尖）に平行移動し走査する（**図18，図19**①②）．

皮下組織の深層に，大腿四頭筋腱が膝蓋骨を覆うように，極めて薄い厚さのfibrillar patternで描出され，最深層には，膝蓋骨が円弧状の線状高エコー像で描出される（**図19**③④）．

#### 2．短軸走査

長軸走査で膝蓋骨を描出した位置で，プローブを90°回転し，膝蓋骨底から膝蓋骨尖に垂直になるように当て，近位側（膝蓋骨底）から遠位側（膝蓋骨尖）に平行移動し走査する（**図20，図21**①②）．皮下組織の深層に，大腿四頭筋腱が膝蓋骨を覆うように極薄い低エコー像で描出され，最深層には，膝蓋骨が円弧状の線状高エコー像で描出される（**図21**③④）．

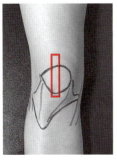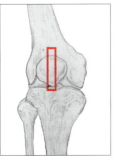

図18 プローブの位置（長軸走査）とシェーマ

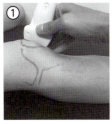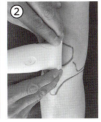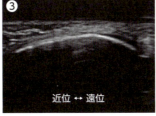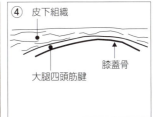

図19 右膝蓋骨 長軸走査
①プローブ走査 外側より．②プローブ走査（前方より）．③エコー画像．④シェーマ

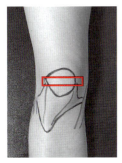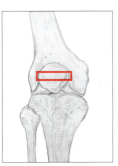

図20 プローブの位置（短軸走査）とシェーマ

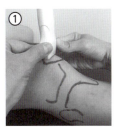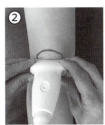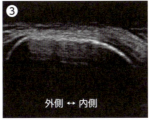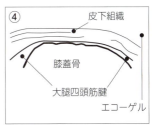

図21 右膝蓋骨 短軸走査
①プローブ走査（外側より）．②プローブ走査（前方より）．③エコー画像．④シェーマ

## プローブワークのコツ

膝蓋骨の観察をする際，見落としがないよう，近位部（膝蓋骨底部），中間部（膝蓋骨中央部），遠位部（膝蓋骨尖部）の3部位にて描出を行う（図22）．

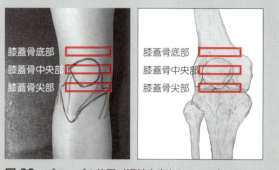

図22 プローブの位置（短軸走査とシェーマ）

## 観察症例　分裂膝蓋骨（Saupe Ⅲ型）

患側長軸像では膝蓋骨近位部，短軸像では膝蓋骨外側部に骨表面の不正像を認める（図23，図24）．

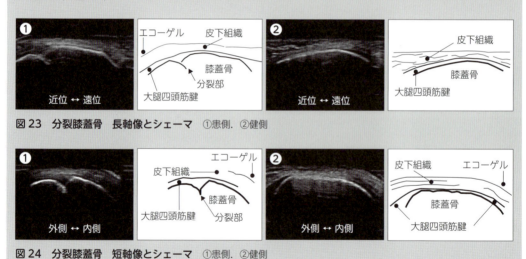

図23 分裂膝蓋骨　長軸像とシェーマ　①患側．②健側

図24 分裂膝蓋骨　短軸像とシェーマ　①患側．②健側

## 膝蓋腱の走査方法

### 1. 長軸走査

検者は，検査側の膝蓋骨遠位端（膝蓋骨尖）を触知し，目印としてプローブが膝蓋腱の近位から遠位に対して平行になるように当て，遠位側の脛骨粗面まで走査する（図25）．また，膝関節伸展位ではなく30°～45°程度の軽度屈曲位（膝蓋腱を緊張させた状態）での観察を推奨する（超音波ビームの異方性を防ぐなど）．

皮下組織の深層近位に，膝蓋骨尖が線状高エコー像で描出され，遠位方向に伸びる膝蓋

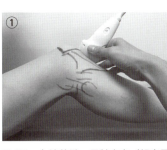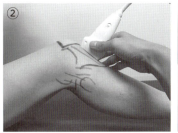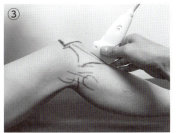

**図25　右膝蓋腱　長軸走査（軽度屈曲位　外側より）**
①近位部．②中間部．③遠位部

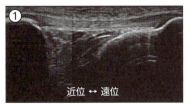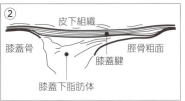

**図26　右膝蓋腱**
①長軸像．②長軸シェーマ

　腱が厚みをもったfibrillar patternで描出される．遠位では，脛骨粗面が左側斜面のなだらかな山型線状高エコー像で描出され，付着する膝蓋腱のfibrillar patternがやや低エコー像で描出される．最深層には，膝蓋腱の深層に膝蓋下脂肪体（Hoffa's fat pad）がやや高エコー像で描出できる．
　また，膝蓋腱周囲の損傷であるラルセン病，ジャンパー膝，オスグッド・シュラッター病などの際，深膝蓋下滑液包（膝蓋腱の深層，膝蓋下脂肪体の間に存在する袋状組織）に貯留した水腫を低エコー像で確認することがある（図26）．

## 2．短軸走査
### ①近位部

　長軸走査で膝蓋骨尖を描出した位置で，プローブを90°回転し膝蓋腱の近位から遠位に垂直に当て走査する（図27，図28①②）．皮下組織の深層に膝蓋腱が膝蓋骨の内側から外側を覆うようにやや低エコー像で描出される．最深層には，膝蓋骨尖が線状高エコー像

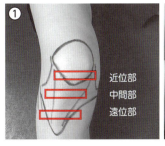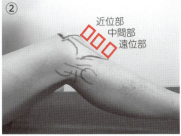

**図27　プローブの位置**
①前方より．②外側より

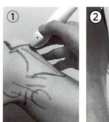 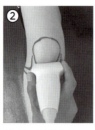 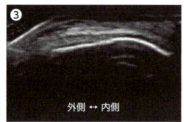 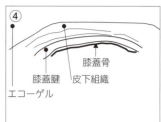

**図 28　右膝蓋腱近位部の短軸走査**
①プローブ走査（外側より）．②プローブ走査（前方より）．③エコー画像．④シェーマ

で描出される（図28③④）．

### ②中間部

膝蓋腱近位部短軸走査後，プローブを膝蓋腱上の遠位に移動し，膝蓋骨尖と脛骨粗面の中間部を描出する（図27，**図 29**①②）．皮下組織の深層に膝蓋腱が厚さ5 mmほどのやや低エコー像で描出される．最深層には，膝蓋下脂肪体（Hoffa's fat pad）がやや高エコー像で描出できる（図29③④）．

### ③遠位部

膝蓋腱中間部短軸走査後，さらにプローブを膝蓋腱上の遠位方向に平行移動し，膝蓋腱付着部である脛骨粗面（遠位部）を描出する（図27，**図 30**①②）．極めて薄い皮下組織の深層には，付着する膝蓋腱がやや低エコーで描出され，最深層には，脛骨粗面の輪郭が山型の線状高エコー像で描出できる（図30③④）．

## 観察症例　オスグッド・シュラッター病

患側（**図31左**）では，脛骨粗面の不整像，付着する膝蓋腱の深層周囲に炎症を示唆する血流シグナル，膝蓋腱の深層には，深膝蓋下滑液包に貯留した水腫を描出する．

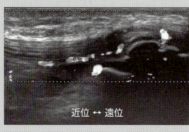 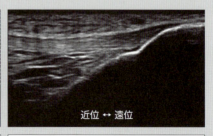

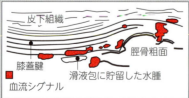 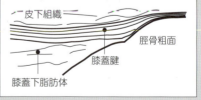

**図 31　オスグッド・シュラッター病長軸像と長軸シェーマ**
左：患側．右：健常例

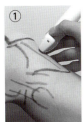 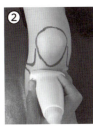 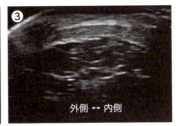 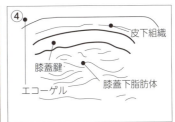

**図29　右膝蓋腱中間部の短軸走査**
①プローブ走査（外側より），②プローブ走査（前方より），③エコー画像，④シェーマ

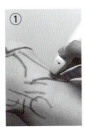 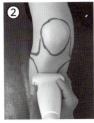 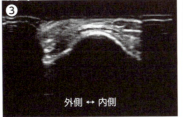 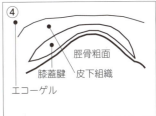

**図30　右膝蓋腱遠位部の短軸走査**
①プローブ走査（外側より），②プローブ走査（前方より），③エコー画像，④シェーマ

## 内側走査

　大腿骨遠位部内側（大腿骨内側上顆など）や脛骨近位部内側（脛骨内側顆など）での骨折や変形，内側側副靱帯（medial collateral ligament：MCL）損傷，内側半月板（medial meniscus：MM）損傷，鵞足炎などが疑われる場合に行われる走査方法である．

### 臨床所見

　膝部内側，関節裂隙，MCL 上および，大腿骨内側顆，脛骨内側顆周辺に自発痛，腫脹，圧痛，熱感，運動時痛，荷重時痛，膝可動域制限等の臨床所見が認められた場合に行う．

### 徒手検査

　徒手検査法の例を挙げる．これらの徒手検査を行い，鑑別を行う．

- Apley's compression test（アプレー圧迫テスト）[1]
- Mcmurray's test（マクマレーテスト）[1]
- Abduction stress test（外転ストレステスト）[1]
- Anterior drawer test（前方引き出しテスト）[1]
  
  など

### 体表上のランドマーク

　大腿骨内側上顆，内側関節裂隙，脛骨内側顆，MCL（図32）

### エコー画像でのランドマーク

　大腿骨内側顆，内側関節裂隙，脛骨内側顆，MCL，内側半月板（MM），半月大腿靱帯（meniscofemoral ligament：MFL），半月脛骨靱帯（meniscotibial ligament：MTL）（図33）．

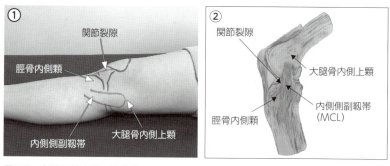

図32 右膝関節内側の体表上のランドマーク
①内側より．②骨のシェーマ内側（屈曲位）

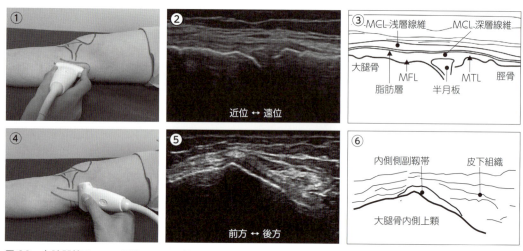

図33 右膝関節のエコー画像でのランドマーク
①長軸走査．②長軸像．③シェーマ（長軸像）．④短軸走査．⑤短軸像．⑥シェーマ（短軸像）

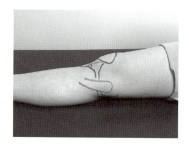

図34 内側走査の基本肢位

### 被検者の基本肢位
被検者は座位あるいは仰臥位にて，膝関節を伸展し脱力させる．ただし，可動域制限を伴う場合は強制してはならない（図34）．

### 検者の基本肢位
検者は座位または立位にて，被検者の検査側の前側あるいは側方に位置する．

### 走査方法

#### 1. 長軸走査

　検者は，検査側の大腿骨内側上顆を触知し，目印としてプローブを膝関節内側裂隙，脛骨内側顆に対して平行になるように当て，MCL に沿うように描出を行う（図 35）．MCL は浅層・深層線維の二層で構成される．近位部では，皮下組織の深層に MCL 浅層線維が，大腿骨内側上顆を覆うように fibrillar pattern で認める．その深層には MCL 深層線維を認める．MCL 浅層線維と MCL 深層線維の間には極めて薄い脂肪層を認める．最深層には，大腿骨内側上顆が円弧状の線状高エコー像で描出され，遠位側の陥凹部には MM と連結した MCL 深層線維である MFL を認める（図 36 ③④）．

　次に，プローブをやや遠位側に移動した裂隙部（図 35，図 37 ①②）では，皮下組織の深層に MCL 浅層線維が fibrillar pattern で描出され，その深層には，極めて薄い脂肪層が描出される．さらに深層には，MCL 深層線維を認める．最深層裂隙部に MM がやや高エコー像で描出される．MM の近位側には，MM と連結し大腿骨内側上顆の陥凹に付着

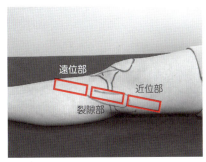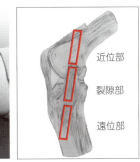

図 35　プローブの位置とシェーマ

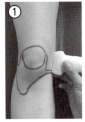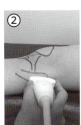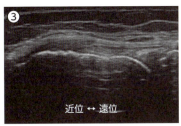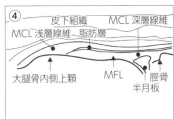

図 36　右大腿骨内側上顆・MCL 近位部の長軸走査
①プローブ走査（前方より）．②プローブ走査（内側より）．③エコー画像．④シェーマ

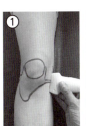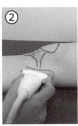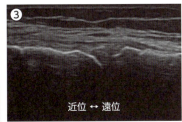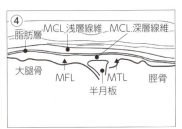

図 37　右膝関節内側上顆・MCL 裂隙部の長軸走査
①プローブ走査（前方より）．②プローブ走査（内側より）．③エコー画像．④シェーマ

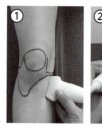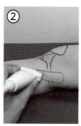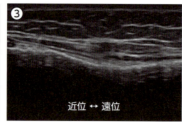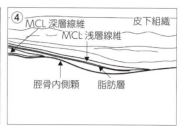

**図 38 右脛骨内側顆・MCL 遠位部の長軸走査**
①プローブ走査（前方より）．②プローブ走査（内側より）．③右脛骨内側顆の長軸像．④シェーマ

するMFLが描出され，MMの遠位側には，MMと連結し脛骨内側顆の陥凹に付着するMCL深層線維であるMTLが描出される（図37③④）．

裂隙部の走査後，末梢側に平行移動した遠位部では，皮下組織の深層にMCL浅層線維が高エコー像で描出される．その深層に極めて薄い脂肪層が低エコー像で描出され，さらに深層にMCL深層線維が描出される．最深層には脛骨内側顆が線状高エコー像で描出される（図38③④）．

### 2. 短軸走査

長軸走査で大腿骨内側上顆を描出している位置で，内側上顆を画像中央に残しながら，プローブを90°回転し，膝関節内側裂隙，脛骨内側顆に対して垂直に当て，MCLに沿うように描出を行う（図39）．

近位部では，皮下組織の深層にMCLが，山型の線状高エコー像の頂上を覆うように，やや高エコー像で描出され，最深層にはMCLが付着する大腿骨内側上顆が，左斜面のなだらかな山型の線状高エコー像で描出される（図40③④）．

次に，プローブを遠位側，斜め前下方に移動した裂隙部（図39，**図41**①②）では，皮下組織の深層にMCLがやや高エコー像で描出され，最深層では，MMがMCLよりも希薄な高エコー像で描出される（図41③④）．

遠位部（図39，**図42**①②）では，最深層に脛骨内側顆が山型の線状高エコー像で描出され，その浅層中央から後方を覆うようにMCLが扁平かつやや高エコー像で描出される（図42③④）．

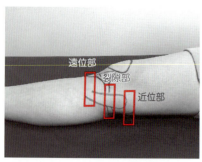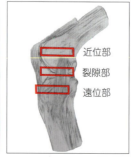

**図 39 プローブの位置（短軸走査）とシェーマ**

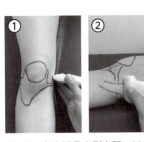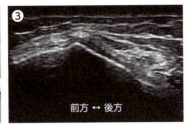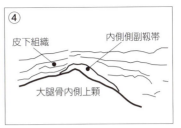

**図40　右大腿骨内側上顆・MCL 近位部の短軸走査**
①プローブ走査（前方より）．②プローブ走査（内側より）．③エコー画像．④シェーマ

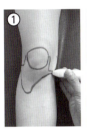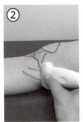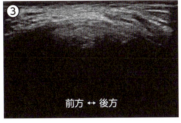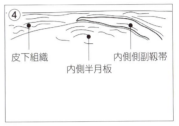

**図41　右大腿骨内側上顆・MCL 裂隙部の短軸走査**
①プローブ走査（前方より）．②プローブ走査（内側より）③エコー画像．④シェーマ

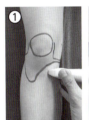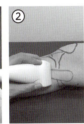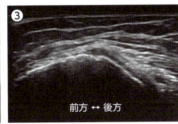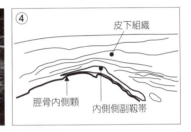

**図42　右脛骨内側上顆・MCL 遠位部の短軸走査**
①プローブ走査（前方より）．②プローブ走査（内側より）．③エコー画像．④シェーマ

## 外側走査

　外側側副靱帯（lateral collateral ligament：LCL）損傷，外側半月板（lateral meniscus：LM）損傷，腸脛靱帯（iliotibial tract：ITT）炎，大腿二頭筋腱炎，膝窩筋腱炎などが疑われる場合に行われる走査方法である．

### 臨床所見

　膝部外側，関節裂隙，LCL，大腿骨外側顆，脛骨外側顆周辺に自発痛，腫脹，圧痛，熱感，運動時痛，荷重時痛，膝可動域制限等の臨床所見が認められた場合に行う．

### 徒手検査

　徒手検査法の例を挙げる．これらの徒手検査を行い，鑑別を行う．
- Apley's distraction test（アプレー牽引テスト）[1]
- McMurray's test（マクマレーテスト）[1]
- Adduction stress test（内転ストレステスト）[1]
- Grasping test（グラスピングテスト）[1]

など

## 体表上のランドマーク

大腿骨外側顆，LCL，脛骨外側結節（Gerdy 結節），腓骨頭（図43）

## エコー画像でのランドマーク

大腿骨外側上顆，外側関節裂隙，脛骨外側結節（Gerdy 結節），LCL，ITT，大腿二頭筋腱，腓骨頭（図44，図45）

## 被検者の基本肢位

被検者は座位あるいは仰臥位にて，膝関節を伸展し脱力させる．ただし，可動域制限を伴う場合は強制してはならない（図46）．

## 検者の基本肢位

検者は座位または立位にて，被検者の検査側の前方あるいは側方に位置する．

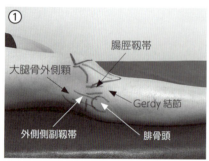
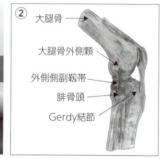

**図43 体表上のランドマーク 右膝関節外側**
①外側より．②骨のシェーマ（外側）

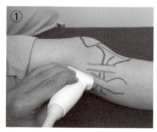
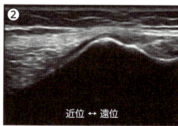
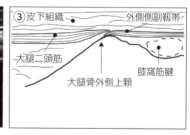

**図44 右膝関節のエコー画像でのランドマーク**
①外側走査（長軸走査）．② LCL 長軸像．③シェーマ

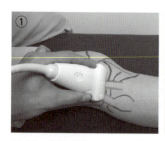
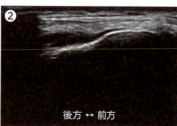
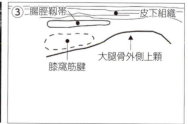

**図45 右膝関節のエコー画像でのランドマーク**
①外側走査（短軸走査）．②腸脛靱帯短軸像．③シェーマ

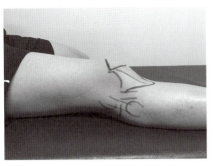

図46 外側走査の基本肢位

## 走査方法
### 1. 長軸走査
①大腿骨外側上顆から外側側副靱帯（LCL）

検者は，検査側の大腿骨外側上顆を触知し，目印としてプローブを膝関節外側裂隙，腓骨頭に対して平行になるように当て，LCL に沿うように描出を行う（図47，図48①②）．近位部では，皮下組織の深層に LCL が大腿骨外側上顆の頂上を覆い遠位側に伸び，やや低エコー像の fibrillar pattern で描出される．さらに深層には膝窩筋腱溝に収まる膝窩筋腱が高エコー像で描出され，最深層には大腿骨外側上顆が遠位側にかけてややなだらかな山型の線状高エコー像で描出できる（図48③④）．

次に，プローブをやや遠位側に平行移動し（図47，図49①②），外側関節裂隙の遠位に脛骨外側顆が右下がりの線状高エコー像で，さらに遠位に腓骨頭が台形状の線状高エ

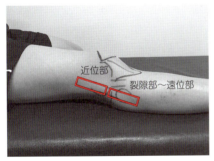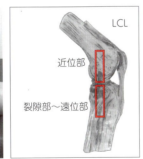

図47 プローブの位置とシェーマ

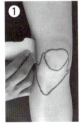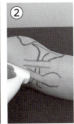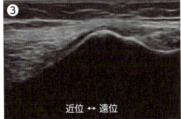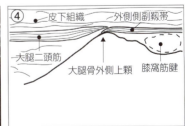

図48 右大腿骨外側上顆・LCL 近位部の長軸走査
①プローブ走査（前方より）．②プローブ走査（外側より）．③エコー画像．④シェーマ

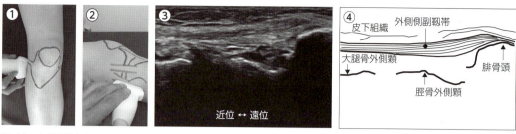

図49 右膝外側裂隙〜遠位部・LCL の長軸走査
①プローブ走査（前方より）．②プローブ走査（外側より）．③エコー画像．④シェーマ

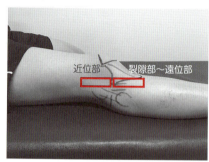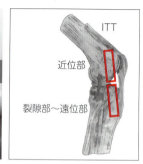

図50 プローブの位置とシェーマ

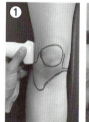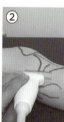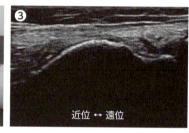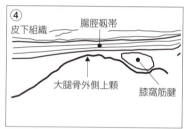

図51 右大腿骨外側上顆・ITT 近位部の長軸走査
①プローブ走査（前方より）．②プローブ走査（外側より）．③エコー画像．④シェーマ

コー像で描出されるように走査する．皮下組織の深層に LCL が腓骨頭に覆いかぶさるように，やや高エコー像の fibrillar pattern で描出され，最深層では近位から大腿骨外側顆，脛骨外側顆，腓骨頭が線状高エコー像で描出される（図49③④）．

②大腿骨外側顆から腸脛靱帯（ITT）

LCL の長軸走査で大腿骨外側顆を描出している位置において，やや前方に索状物様に走行する ITT を触知し，プローブを外側関節裂隙，Gerdy 結節に対して平行になるように当て，ITT に沿うように描出を行う（図50）．近位部では，皮下組織の深層に ITT が fibrillar pattern で描出され，最深層には膝窩筋腱溝が大腿骨外側顆から右下に連なる線状高エコー像で認める（図51③④）．

次に，プローブをやや遠位側に平行移動し（図50，図52①②），膝関節外側裂隙部の遠位に Gerdy 結節が凸型状に描出されるように走査する．皮下組織の深層には ITT が，近位から遠位の Gerdy 結節まで横走する fibrillar pattern で描出される．最深層では近位側に大腿骨外側顆の一部が，への字状の線状高エコー像で描出され，中央部には関節裂隙

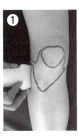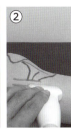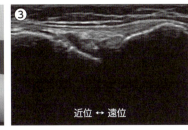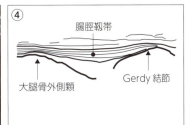

**図52 右大腿骨外側上顆・ITT裂隙～遠位部の長軸走査**
①プローブ走査（前方より）．②プローブ走査（外側より）．③エコー画像．④シェーマ

部が低エコー像で描出される．遠位側にはGerdy結節が左側緩斜面の山型線状高エコー像で描出できる（図52③④）．

### 2．短軸走査

#### ①大腿骨外側上顆から外側側副靱帯（LCL）

長軸走査で大腿骨外側上顆を描出している位置において，外側上顆を画像中央に残しながらプローブを90°回転し，外側関節裂隙，腓骨頭に垂直になるように当てLCLに沿うように描出を行う（図53）．近位側では，皮下組織の深層後方に大腿二頭筋が描出され，中央には大腿骨外側上顆の後方で膝窩筋腱の浅層に，LCLが一部高エコー像で描出される．浅層前方には，ITTが扁平な低エコー像で描出される．最深層では大腿骨外側上顆が，山型の線状高エコー像で描出され，左斜面の窪みに膝窩筋腱がやや高エコー像で描出される（図54③④）．

次に，プローブを斜め後方の遠位側に平行移動し（図53，図55①②），脛骨外側顆の一部が，画像前方から中央に線状高エコー像で描出されるように走査する．外側裂隙部では，皮下組織の深層にLCLがやや高エコー像で扁平状に描出される．その後方には大腿二頭筋が低エコー像で描出される．その深層には膝窩筋腱がfibrillar patternで描出され，最深層には脛骨外側顆の一部が線状高エコー像で描出される（図55③④）．

さらに，プローブを斜め後方の腓骨頭に平行移動する（図53，図56①②）．最深層には腓骨頭が線状高エコー像で描出される．腓骨頭の浅層で後方に大腿二頭筋腱がやや高エコー像で扁平状に描出され，前方にはLCLが楕円形のやや低エコー像で描出される

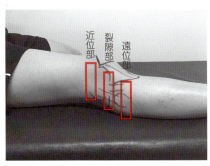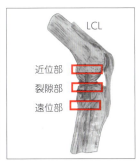

**図53 プローブの位置とシェーマ**

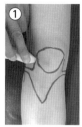 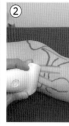 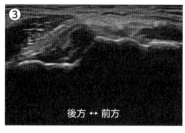 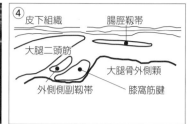

**図 54　右大腿骨外側上顆・LCL 近位部の短軸走査**
①プローブ走査（前方より）．②プローブ走査（外側より）．③エコー画像．④シェーマ

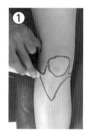 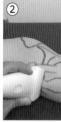 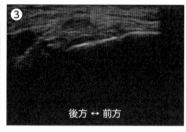 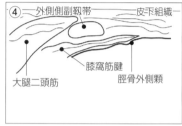

**図 55　右大腿骨外側上顆・LCL 裂隙部の短軸走査**
①プローブ走査（前方より）．②プローブ走査（外側より）．③エコー画像．④シェーマ

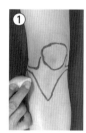 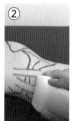 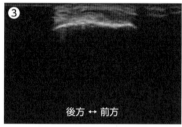 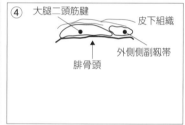

**図 56　右大腿骨外側上顆・LCL 遠位部の短軸走査**
①プローブ走査（前方より）．②プローブ走査（外側より）．③エコー画像．④シェーマ

（図 56 ③④）．

**②大腿骨外側上顆から腸脛靱帯（ITT）**

長軸走査で大腿骨外側顆と ITT を描出している位置で，プローブを 90°回転し外側裂隙，Gerdy 結節に対して垂直になるように当て，ITT に沿うように描出を行う（**図 57**）．近位部では，最深層に大腿骨外側顆が後方から前方へ右上方に傾斜した線状高エコー像で描出される．大腿骨外側顆の後方寄りの浅層に，膝窩筋腱が楕円形の低エコー像で描出され，膝窩筋腱の浅層で皮下組織の深層に ITT が扁平状のやや低エコー像で描出される（**図 58 ③④**）．

次に，プローブを斜め前下方に平行移動し（図 57，**図 59 ①②**），脛骨外側顆の一部が画像中央最深層に円弧状の線状高エコー像で描出されるように走査する．外側裂隙部では，皮下組織の深層に ITT が扁平なやや高エコー像で描出される．その深層に脛骨上端の関節軟骨が低エコー像で描出され，最深層には脛骨外側顆上端が円弧状の線状高エコー像で描出できる（図 59 ③④）．

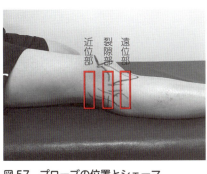 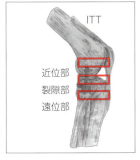

図57 プローブの位置とシェーマ

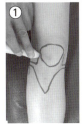 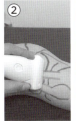 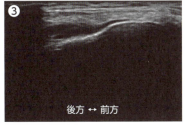 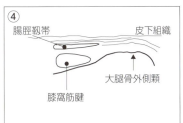

図58 右大腿骨外側上顆・ITT 近位部の短軸走査
①プローブ走査（前方より）．②プローブ走査（外側より）．③エコー画像．④シェーマ

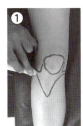 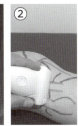 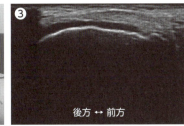 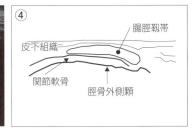

図59 右大腿骨外側上顆・ITT 裂隙部の短軸走査
①プローブ走査（前方より）．②プローブ走査（外側より）．③エコー画像．④シェーマ

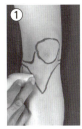 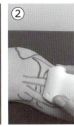 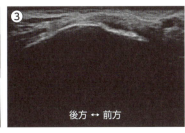 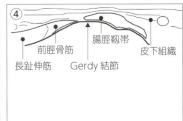

図60 右大腿骨外側上顆・ITT 遠位部の短軸走査
①プローブ走査（前方より）．②プローブ走査（外側より）．③エコー画像．④シェーマ

　さらにプローブを前下方の Gerdy 結節に平行移動すると，皮下組織の深層に ITT が凸型で描出される Gerdy 結節前方の斜面浅層を覆うようにやや低エコー像で描出される．また，脛骨外側顆後方の斜面浅層（頂上寄り）を前脛骨筋，長趾伸筋腱が斜面の下方を覆うように描出され，最深層では Gerdy 結節が凸型の線状高エコー像で描出できる（図60 ③④）．

## 後方走査

ベーカー嚢腫（Baker's cyst），後十字靱帯損傷，外側半月板損傷などが疑われる場合に行われる走査方法である．

### 臨床所見

膝関節後面部周辺に自発痛，腫脹，圧痛，運動痛，関節動揺性が認められるなどの臨床所見が認められた場合に行う．

### 徒手検査

徒手検査法の例を挙げる．これらの徒手検査を行い，鑑別を行う．
- Posterior drawer's test（後方引き出しテスト）[1]
- Apley's compression test（アプレー圧迫テスト）[1]
- Abduction stress test（外転ストレステスト）[1]

など

### 体表上のランドマーク

大腿骨内側顆・外側顆，脛骨内側顆，腓骨頭（図61）

### エコー画像でのランドマーク

大腿骨内側顆・外側顆，脛骨内側顆・外側顆，腓骨頭，内側・外側半月板，後十字靱帯，腓腹筋内側頭・外側頭，半膜様筋，足底筋，膝窩筋，膝窩動静脈（図62，63，66～68）

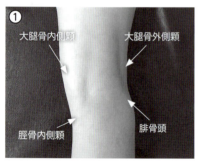 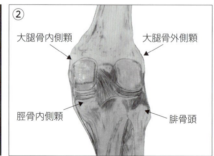

**図61　右膝関節後側の体表上のランドマーク**
①後側より．②骨・靱帯のシェーマ（右膝部後面より）．

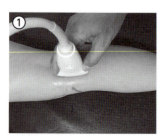 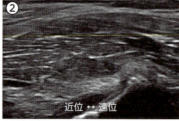 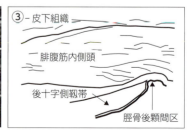

**図62　右膝窩中央部のエコー画像でのランドマーク**
①後方走査（長軸走査）．②長軸像．③シェーマ．

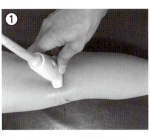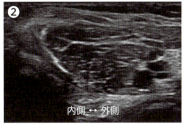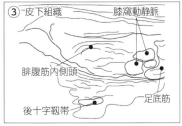

図63 右膝窩裂隙部のエコー画像でのランドマーク
①後方走査（短軸走査）．②短軸像．③シェーマ

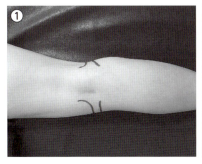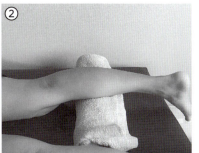

図64 後方走査の基本肢位
①伸展位．②軽度屈曲位

### 被検者の基本肢位

被検者は腹臥位にて，膝関節を伸展し脱力させる（図64①）．ただし，可動域制限を伴う場合は強制してはならない．下腿・足関節前面に枕などを当て軽度屈曲位にしてもよい（図64②）．

### 検者の基本肢位

検者は座位または立位にて，被検者の検査側の前方あるいは側方に位置する．

### 走査方法

#### 1．長軸走査

検者は，膝内側長軸走査と同部位にプローブを当て，後方（膝窩方向）に平行移動する（図65，図66①②）．内側部では，皮下組織の深層に腓腹筋内側頭が右斜め下方に伸びるfibrillar patternで描出される．さらに深層には腓腹筋に沿うように走る半膜様筋腱が，やや低エコー像のfibrillar patternで描出される．最深層の近位側では大腿骨内側顆が一部円弧状に，遠位側では脛骨内側顆が円弧状の線状高エコー像で描出される．中央部最深層には関節裂隙が描出され，その浅層に境界不明瞭な半月板が描出される（図66③④）．

次に，プローブをやや外側に平行移動し（図65，図67①②），膝窩中央部を長軸走査する．膝窩中央では，皮下組織の深層に腓腹筋内側頭がfibrillar patternで描出され，さらに深層では脛骨後顆間区の斜面に付着する後十字靱帯が低エコー像で描出される．最深層の遠位部には，脛骨後顆間区が左下から右上に山型の線状高エコー像で描出できる（図67③④）．

膝窩中央の描出後，さらに外側（膝窩中央描出部から外側に2〜3 cmの部）にプロー

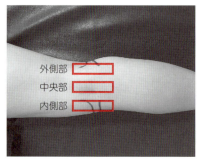 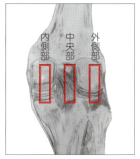

図 65　プローブの位置とシェーマ

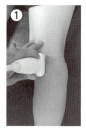 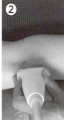 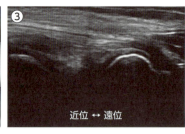 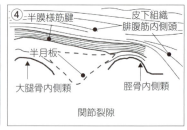

図 66　右膝関節後面内側部の長軸走査
①プローブ走査（後方より）．②プローブ走査（内側より）．③エコー画像．④シェーマ

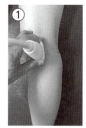 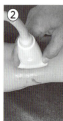 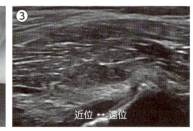 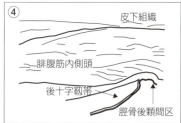

図 67　右膝関節後面中央部の長軸走査
①プローブ走査（後方より）．②プローブ走査（内側より）．③エコー画像．④シェーマ

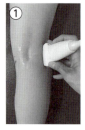 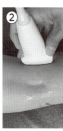 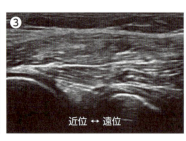 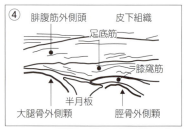

図 68　右膝関節後面外側部の長軸走査
①プローブ走査（後方より）．②プローブ走査（内側より）．③エコー画像．④シェーマ

ブを平行移動する（図 65，図 68 ①②）．その際，近位の深層に線状高エコー像の曲線で大腿骨外側顆，遠位の深層に左から右下方に傾斜した脛骨外側顆が線状高エコー像で描出されるように走査する．皮下組織の深層に腓腹筋外側頭，さらに深層に足底筋が fibrillar pattern で描出され，最深層近位側には大腿骨外側顆が線状高エコー像の曲線で描出され

る．画像中央の関節裂隙部では，外側半月板が逆三角形のやや高エコー像で描出され，遠位側では足底筋深層に膝窩筋，最深層に脛骨外側顆が左から右下方に傾斜した線状エコー像で描出される（図68③④）．

## 2. 短軸走査

検者は，検査側の膝窩部において大腿骨内側顆・外側顆後面を触知し，プローブを大腿骨，顆間窩，脛骨に対して垂直になるように当てる（**図69，70**①②）．近位部では，皮下組織の深層内側から中央に腓腹筋内側頭が描出され，腓腹筋内側頭の外側には，円形の膝窩動静脈が描出され，その外側には足底筋，腓腹筋外側頭の一部が描出される．最深層の内側には大腿骨内側顆後面が線状高エコー像で描出される．外側では大腿骨外側顆が円弧状の線状高エコー像で描出される（図70③④）．

次に，プローブを遠位側に平行移動し（図69，**図71**①②），膝窩中央部を短軸走査する．エコー所見は，近位部（大腿骨遠位部）とほぼ同様のエコー画像が描出されるが，最深層に大腿骨内側顆・外側顆後面は描出されず，大腿骨内側顆周囲の深層に楕円形の後十字靱帯がやや低エコー像で描出できる（図71③④）．

膝窩中央部を描出後，プローブをさらに遠位に平行移動し（図69，**図72**①②），最深層の内側に脛骨内側顆，中央に顆間隆起，外側に脛骨外側顆が連続した線状高エコー像で描出されるように走査する．その際，遠位部では皮下組織の深層内側に腓腹筋内側頭が描出され，腓腹筋内側頭の外側に膝窩動脈が楕円形で描出される．さらに，膝窩動脈の外側には腓腹筋外側頭と足底筋が境界不明瞭に描出される．腓腹筋内側頭，膝窩動脈の深層に

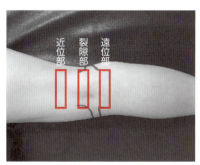 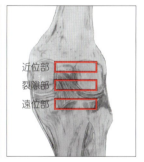

**図69 プローブの位置とシェーマ**

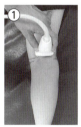 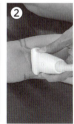 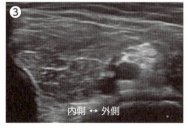 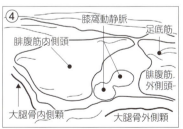

**図70 右膝関節後面近位部の短軸走査**
①プローブ走査（後方より）．②プローブ走査（内側より）．③エコー画像．④シェーマ

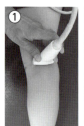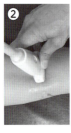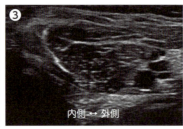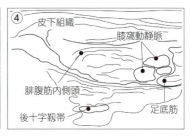

**図71　右膝関節後面裂隙部の短軸走査**
①プローブ走査（後方より）．②プローブ走査（内側より）．③エコー画像．④シェーマ

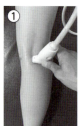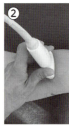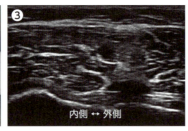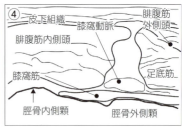

**図72　右膝関節後面遠位部の短軸走査**
①プローブ走査（後方より）．②プローブ走査（内側より）．③エコー画像．④シェーマ

### 観察症例　ファベラ（腓腹筋外側頭種子骨）

大腿骨外側顆後面，腓腹筋外側頭付近に骨性ファベラを線状高エコー像で認める．

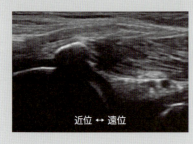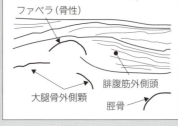

**図73　ファベラ**
長軸像（左）と長軸像シェーマ（右）

膝窩筋が脛骨顆間隆起の浅層に横たわるように描出される．最深層の内側に脛骨内側顆，中央に顆間隆起，外側に脛骨外側顆を蛇行する線状高エコー像で認める（図72③④）．

**【参考文献】**
1) ジョセフ J シプリアーノ，斎藤明義監訳：写真で学ぶ整形外科テスト法，増補改訂新版．医道の日本社，pp.383-427，2016.
2) 皆川洋至：超音波でわかる運動器疾患―診断のテクニック．メジカルビュー社，pp.230-286，2010.
3) 日本超音波骨軟組織学会編：入門 運動器の超音波観察法．医歯薬出版，pp.58-75，2008.
4) M Schünke, E Schulte, U Schumacher, et al，坂井建雄，松村讓兒監訳：プロメテウス解剖学アトラス　解剖学総論／運動器系．医学書院，pp.412-413, 434-435, 438-439, 445, 496, 501, 504，2011.

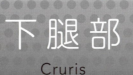

# 下腿部
Cruris

## 後方走査

下腿における筋挫傷（肉ばなれ），アキレス腱損傷，腱脱臼，滑液包炎，腱鞘炎などにおける下腿背側面の走査方法である．

### 臨床所見
腓腹筋，ヒラメ筋，アキレス腱，長母指屈筋，後脛骨筋，長・短腓骨筋および腱，脂肪体，滑液包，骨の変形を対象に，下腿の背側面・外側面の自発痛，運動痛，圧痛，発赤，腫脹，陥凹などの臨床所見が認められた場合に行う．

### 徒手検査
徒手検査法の例を挙げる．これらの徒手検査を行い，鑑別を行う．
・Thompson test（トンプソンテスト）など

### 体表上のランドマーク
踵骨隆起（後面）．

### エコー画像でのランドマーク
踵骨隆起（後面，図1）．

### 被検者の基本肢位
被検者はベッドに腹臥位となり，足関節の前面に枕等の台を入れやや挙上するか，ベッドの端より足部がはみ出るように位置し自然下垂位とする．

### 検者の基本肢位
検者は座位または立位で，被検者の側方または足底側に位置する．

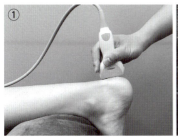
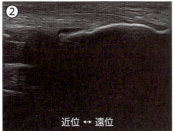
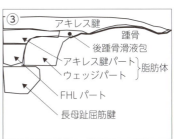

**図1 エコー画像でのランドマーク 踵骨隆起（後面）**
①後方走査におけるプローブ位置．②後方走査長軸像．③シェーマ

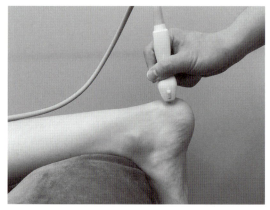

図2 アキレス腱付着部の短軸走査におけるプローブ位置

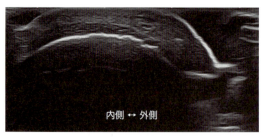

図3 踵骨,アキレス腱付着部の短軸像とシェーマ

### 走査方法

#### 1. アキレス腱付着部の短軸走査

　踵骨後面の踵骨隆起を触知し確認する．次に,そこにプローブを横に当て,上下に平行移動し調整する(図2).アキレス腱付着部に位置する踵骨を扁平状の線状高エコー像で描出すると,踵骨表面に低エコー像で扁平状にアキレス腱が描出される(図3).

　プローブが描出部位と接する面が曲面で狭いためにエコージェルを多めに使用する．そしてプローブが安定するようにプローブを持つ他指にてしっかり描出位置に接することが大切である．

#### 2. アキレス腱付着部の長軸走査

　アキレス腱付着部を短軸走査したプローブを90°回転し,アキレス腱付着部,脂肪体(Kager's fat pad),長母趾屈筋腱,踵骨を長軸走査する(図4).

　脂肪体はアキレス腱パート,長母趾屈筋(flexor hallucis longus:FHL)パート,ウェッジパートの3つに分かれている．

　踵骨隆起が線状高エコー像で描出され,そこに付着するアキレス腱が高エコー像で描出され,その下層にやや低エコー像で脂肪体,さらに下層に長母趾屈筋腱が描出される(図5).

　アキレス腱付着部位での長軸走査では,内外側にプローブを動かすことで,アキレス腱と踵骨との間に低エコー像の滑液包が確認できる．

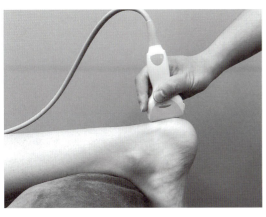

図4 アキレス腱付着部の長軸走査におけるプローブ位置

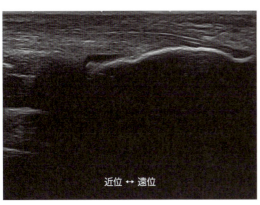
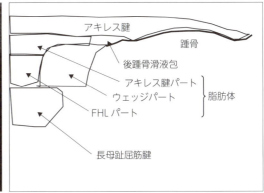

図5 アキレス腱付着部の長軸像とシェーマ

## 3. アキレス腱の短軸走査

　アキレス腱付着部にてアキレス腱を短軸走査で描出（図2）した後，プローブを近位方向へ平行移動する（図6）．この部位ではアキレス腱が付着部（図3）より幅が狭く描出される（図7）．

　アキレス腱の下部にはやや高エコー像で脂肪体，長母趾屈筋，脛骨遠位部後面も確認することができる．

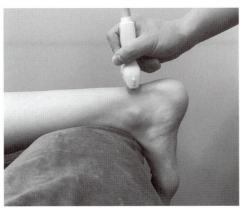

図6 アキレス腱の短軸走査におけるプローブ位置

121

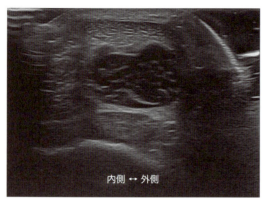
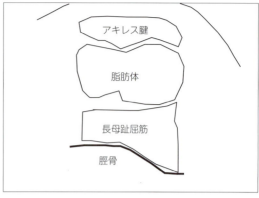

図7　アキレス腱部の短軸像とシェーマ

### 4. アキレス腱の長軸走査

アキレス腱を短軸走査した後，プローブを90°回転して長軸にて走査する（図8）.

表層よりアキレス腱が描出され，その直下の遠位側にやや低エコー像の脂肪体（アキレス腱パート，FHLパート，ウェッジパート），そして下層に長母趾屈筋が描出され，一番下層の近位に線状高エコー像で脛骨が描出される（図9）.

この部位でのエコー観察ではプローブ位置に対して長母趾屈筋，長趾屈筋，後脛骨筋が

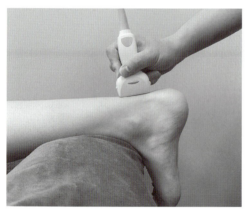

図8　アキレス腱の長軸走査におけるプローブ位置

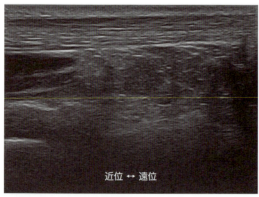
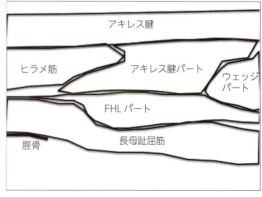

図9　アキレス腱の長軸像とシェーマ

斜めに走行するために解剖学的観察が必要とされる．また被検者に動かしてもらうことで各筋が観察しやすくなる．

### 5. 腓腹筋筋腱移行部の短軸走査

アキレス腱を短軸で描出（図6）したままプローブをさらに近位へ平行移動すると（図10），高エコー像でのアキレス腱は薄い膜状となり，腓腹筋筋腱移行部，ヒラメ筋，長趾屈筋が描出できる．

表層より高エコー像で腓腹筋筋腱移行部が描出され，その下層にヒラメ筋がやや低エコー像で描出され，その下層に長趾屈筋が描出される（図11）．

腓腹筋は内側頭，外側頭の二腹からなり，腓腹筋筋腱移行部の短軸画像では同時に筋腱移行部として捉えられないこともあり，観察前に触診を行い体表へマークをしておくとよい．また，この部位は腓腹筋ならびにヒラメ筋の停止腱が高エコー像として描出されるために，腓腹筋筋腱移行部での損傷か腓腹筋ならびにヒラメ筋の停止腱膜での損傷が疑われるかを慎重に観察をすることが大切である．

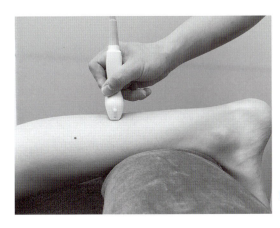

図10 腓腹筋筋腱移行部の短軸走査におけるプローブ位置

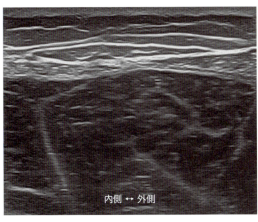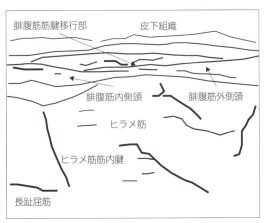

図11 腓腹筋筋腱移行部の短軸像とシェーマ

### 6. 腓腹筋筋腱移行部の長軸走査

腓腹筋筋腱移行部を短軸走査したプローブを90°回転し長軸にて走査する（**図12**）．腓腹筋が徐々に薄くなり，膜状の高エコー像でアキレス腱へと移行する様子が確認される．それらの下層に高エコー像で腓腹筋ならびにヒラメ筋の停止腱を認め，停止腱を挟んでヒラメ筋が描出される．その下層に長趾屈筋と後脛骨筋が描出される（**図13**）．

腓腹筋ならびにヒラメ筋はお互いの停止腱が接し合い停止腱膜を形成する．その停止腱に斜めに筋束が走行して羽状構造を示し，同時に羽状角構造を観察することができる．

### 7. 腓腹筋，ヒラメ筋の短軸走査

腓腹筋は内側頭と外側頭とからなり，筋がもっとも大きく盛り上がっているあたりを触知し，そこにプローブを短軸にて当てる（**図14**）．腓腹筋の起始腱が表層に高エコー像で描出される．その下層に腓腹筋がやや低エコー像で描出され，腓腹筋の筋内に波をうつように高エコー像で腓腹筋の筋内腱が描出される．やや薄く高エコー像で腓腹筋とヒラメ筋の筋膜が描出される．その位置から下層にヒラメ筋が描出される（**図15**）．

腓腹筋，ヒラメ筋とも筋内腱が存在しているため，しばしば筋内に波を打つようにはっ

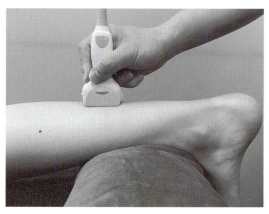

図12 腓腹筋筋腱移行部の長軸走査におけるプローブ位置

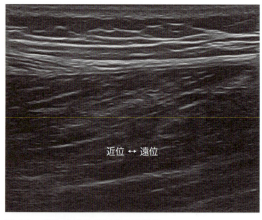
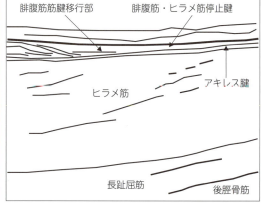

図13 腓腹筋筋腱移行部の長軸像とシェーマ

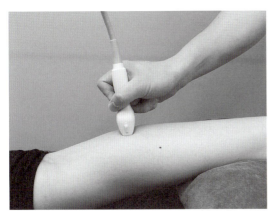

図14 腓腹筋，ヒラメ筋の短軸走査におけるプローブ位置

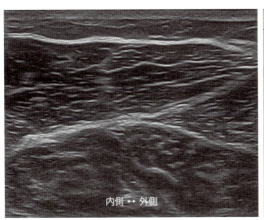
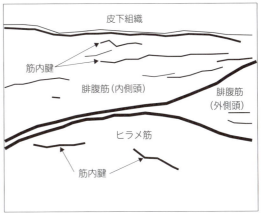

図15 腓腹筋，ヒラメ筋の短軸像とシェーマ

きりとした高エコー像として観察できる．

### 8. 腓腹筋，ヒラメ筋の長軸走査

　腓腹筋は内側頭と外側頭からなり，下腿後面の筋がもっとも大きく盛り上がっているあたりを触知し，そこにプローブを長軸にて当てる（図16）．表層に腓腹筋が描出され，そ

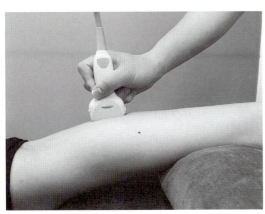

図16 腓腹筋，ヒラメ筋の長軸走査におけるプローブ位置

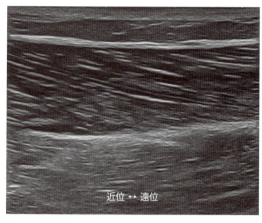 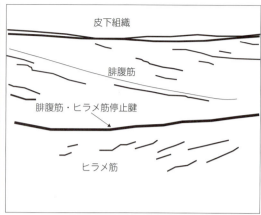

図17　腓腹筋，ヒラメ筋の長軸像とシェーマ

の下層に高エコー像の停止腱を挟み，その下層にヒラメ筋が描出される（図17）．

腓腹筋とヒラメ筋の停止腱を挟み，やや斜めに走行する筋束が確認できる．また停止腱と筋束で構成される羽状構造を確認することができる．

## 観察症例　アキレス腱炎

アキレス腱炎にはアキレス腱の実質部に病変が存在するタイプ（実質部型）と，踵骨付着部に病変が存在するタイプ（踵骨付着部型）とがある[1]．この症例は66歳の女性である．踵骨後面のアキレス腱付着部を長軸走査した．踵骨後面が線状高エコー像で認められ，遠位において骨棘と思われる高エコー像が認められる．長期間経過した症例では，踵骨隆起の骨棘を認める[1]．踵骨の浅層にはアキレス腱が認められ，近位ではfibrillar patternが認められるが，遠位の骨棘付近ではfibrillar patternが不鮮明である（図18）．また，ドプラーモードではアキレス腱内や周囲組織において血流の増加が認められる[2]．健常例は図5を参照．

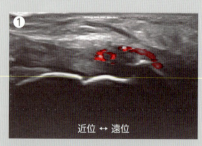 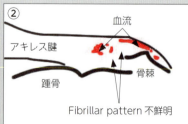 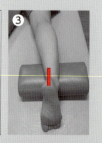

図18　アキレス腱炎　長軸像
①長軸像（カラードプラーモード）．②シェーマ（赤は血流増加像を示す）．③プローブの位置（赤矩形）

### 観察症例　腓腹筋内側頭肉ばなれ

　腓腹筋内側頭の遠位部を長軸走査した．腓腹筋内側頭の筋束が筋膜付着部より一部剥離して認められる．断裂部では血腫と思われる低エコー域が認められる（**図19**①②）．腓腹筋の肉ばなれは中高年に多く[1]，ほとんどは今回の症例と同様に腓腹筋内側頭の遠位部に生じ，初期の圧迫，免荷が不十分な場合には，腓腹筋，ヒラメ筋の筋膜間に血腫が広がる[1]ことがある．

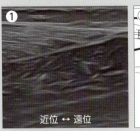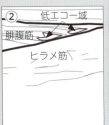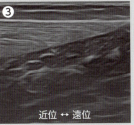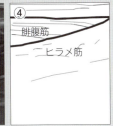

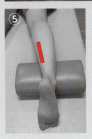

**図19　腓腹筋内側頭肉ばなれ　長軸像**
①②患側長軸像とシェーマ．③④健側長軸像とシェーマ．⑤プローブの位置（赤矩形）

## 後外側走査

　下腿後外側における筋挫傷（肉ばなれ），腓骨筋腱脱臼，腱鞘炎などにおける走査方法である．

### 臨床所見
　長・短腓骨筋および腱，腱鞘，骨の変形を対象に下腿の後外側面の自発痛，運動痛，圧痛，発赤，腫脹などの臨床所見が認められた場合に行う．

### 徒手検査
　徒手検査法はとくになく，視診，触診，徒手筋力検査（MMT）などの臨床所見をもとに鑑別を行う．

### 体表上のランドマーク
　腓骨外果．

### エコー画像でのランドマーク
　腓骨外果腓骨筋腱（**図20**）．

### 被検者の基本肢位
　被検者はベッドにて検査側が上方になるように側臥位とする．または腹臥位にて，足関

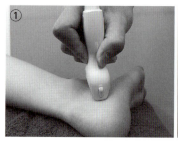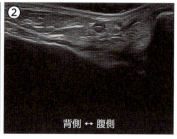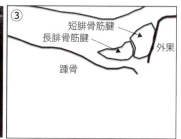

図20　エコー画像でのランドマーク　腓骨外果
①後外側走査におけるプローブ位置．②腓骨筋腱に対する短軸像．③シェーマ

節の前面に枕等の台を入れやや挙上するか，ベッドの足側の端より足部がはみ出るように位置して，自然下垂位とする．

### 検者の基本肢位
　検者は座位または立位で，被検者の側方または足底側に位置する．

### 走査方法

#### 1．腓骨筋腱支帯部の短軸走査
　腓骨外果を触知し，腓骨外果後外側部の長・短腓骨筋腱に対してプローブを短軸に当てる（図21）．腓骨筋腱支帯部では，腓骨外果後外側部を長腓骨筋腱と短腓骨筋腱は重なって走行するため，表層には楔状の高エコー像で長腓骨筋腱が描出され，その下層に楕円状に高エコー像の短腓骨筋腱が描出される（図22）．
　この部位では腓骨下端部より踵骨に向かって踵腓靱帯を確認する．また，足関節を底背屈することにより腓骨筋腱脱臼の有無を観察できる．

#### 2．腓骨筋腱支帯部の長軸走査
　腓骨筋腱支帯部を短軸走査したプローブを90°回転し（図23），長腓骨筋腱，短腓骨筋腱を描出する．表層にやや高エコー像の長腓骨筋腱が長軸で描出され，その下層に短腓骨筋腱も長軸で描出される．また，これらの深層に線状高エコー像として踵骨が描出され，その表面に低エコー像で踵腓靱帯が短軸像として描出できる（図24）．

#### 3．長腓骨筋，短腓骨筋の短軸走査
　腓骨外果を触知し，その部位にプローブを短軸に当て，その位置より近位5cmにプローブを移動する（図25）．表層に楔状の高エコー像で囲まれた長腓骨筋が描出され，その下層に楔状の高エコー像で囲まれた短腓骨筋が描出される．それらの下層に線状高エコー像で脛骨と腓骨が描出される（図26）．

#### 4．長腓骨筋，短腓骨筋の長軸走査
　長腓骨筋，短腓骨筋を短軸走査したプローブを90°回転させる（図27）．この部位では浅層に高エコー像で長腓骨筋腱が描出され，その下層に高エコー像で短腓骨筋腱が描出さ

下腿部

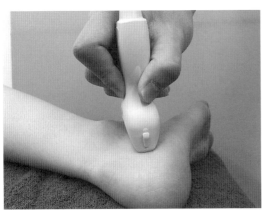

図21 長腓骨筋腱，短腓骨筋腱の短軸走査におけるプローブ位置

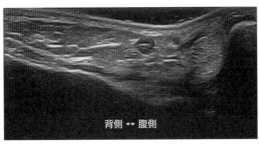 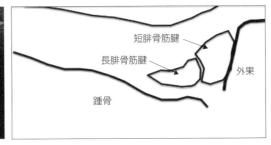

図22 長腓骨筋腱，短腓骨筋腱の短軸像とシェーマ

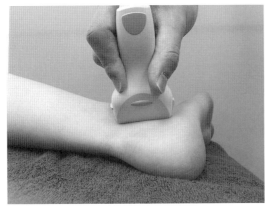

図23 長腓骨筋腱，短腓骨筋腱の長軸走査におけるプローブ位置

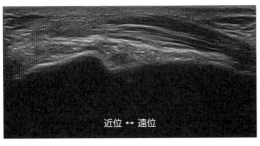 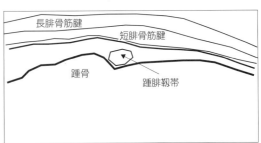

図24 長腓骨筋腱，短腓骨筋腱の長軸像のシェーマ

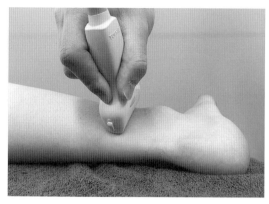

図25 長腓骨筋，短腓骨筋の短軸走査におけるプローブ位置

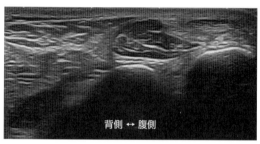

図26 長腓骨筋，短腓骨筋の短軸像とシェーマ

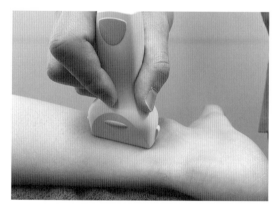

図27 長腓骨筋腱，短腓骨筋腱の長軸走査におけるプローブ位置

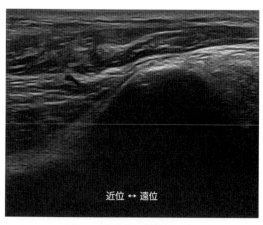

図28 長腓骨筋，短腓骨筋の長軸像とシェーマ

れ，その下層に線状高エコー像として脛骨が描出される（**図28**）．また，この部位では個体によっては長腓骨筋，短腓骨筋が筋腱移行部腱として描出されることがある．

**【参考文献】**
1) 皆川洋至：超音波でわかる運動器疾患―診断のテクニック．メジカルビュー社，pp.215, 220, 2010.
2) 皆川洋至編：スポーツに役立てる超音波画像診断．ブックハウスHD，pp.43-44, 2010.
3) 森 於菟，小川鼎三，大内 弘，森 富：分担解剖学1，総説・骨学・靱帯学・筋学．金原出版，2002.
4) FH Netter，相磯貞和訳：ネッター解剖学アトラス，原書第4版．南江堂，2007.

# 足関節
## Ankle joint

## 外側走査

足関節の外傷などで，外側（腓骨側）に行う走査方法である．
前距腓靱帯損傷，踵腓靱帯損傷，腓骨周辺の骨折などが疑われる場合に行う．

### 1. 外果（Lateral Malleolus）長軸・短軸走査

足関節での外傷などで行う走査方法で，腓骨に対し，平行にプローブを当てる走査方法を長軸走査と呼び，腓骨に対し垂直にプローブを当てる走査を短軸走査と呼ぶ．

**臨床所見**

外果でのMalgaigne圧痛が認められた場合，軋轢音などを触知した場合，腫脹などを認めた場合に行う．

**徒手検査**

徒手検査法はとくになく，臨床所見より鑑別を行う．

**体表上のランドマーク**

外果である．外果は腓骨の遠位端にあり，内果よりも後方で遠位まで突出している．両側果部の前面に指を当てることで内果・外果の位置，長さが確認できる（図1）．
内返し捻挫の頻度が多いのは，内果に比べ外果が遠位に伸びているためである．

**エコー画像でのランドマーク**

外果（図2）．

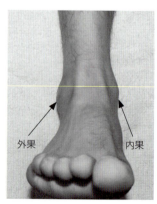

図1　体表上のランドマーク

足関節

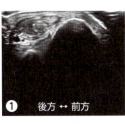 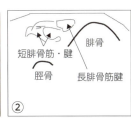 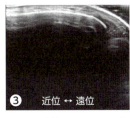 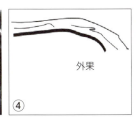

図2　エコー画像でのランドマーク　①②外果部外側走査における短軸像とシェーマ．③④長軸像とシェーマ

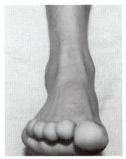

図3　基本肢位

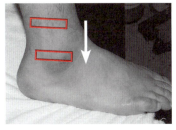

図4　プローブを当てる位置（プローブを外果部に向かって移動させる．赤枠はプローブの位置を示す）

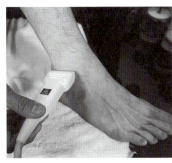 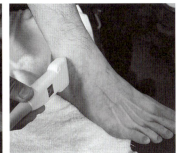

図5　外果部外側短軸走査（左）と長軸走査（右）におけるプローブ位置

### 被検者の基本肢位

足関節中間位とする（図3）．

### 検者の基本肢位

検者は検査側の外側に位置する．

### 走査方法

超音波では全体像が把握しにくく，長軸走査では骨が円形の形状をしているため，反射波が返りにくい．腓骨に垂直にプローブを当てる短軸走査からはじめ，近位から遠位にプローブを走査し，プローブを90°回転させて長軸像を描出するとよい（図4，図5）．

周囲では外果後方で，長・短腓骨筋腱が確認できる．プローブの位置によっては，近位部で短腓骨筋腱の筋と腱が確認できる（図6①②）．

短軸走査で外果の線状高エコー像を中心にプローブの回転走査を行い，外果先端部を長軸で画像内に入れることで，腓骨長軸像が描出できる（図6③④）．

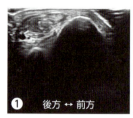 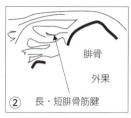 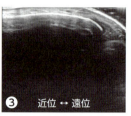 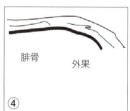

図6　外果後方　①②短軸像．③④長軸像

### 観察症例　外果骨折

線状高エコー像の途絶などが確認できた場合は，長軸・短軸像を確認する．周囲では血腫が確認できることがある（図7）．

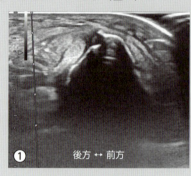 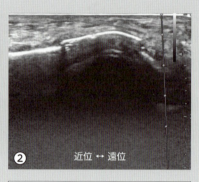
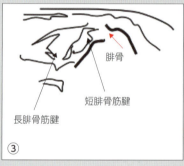 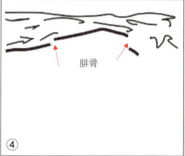

図7　腓骨における線状高エコー像の途絶像
①腓骨外側短軸像．②長軸像．③④線状高エコー像の途絶と乱れ（赤矢印）

## 2. 前距腓靱帯（Anterior talo fibular ligament：ATFL）の長軸・短軸走査

前距腓靱帯部の損傷が疑われるときに行う走査方法である．

### 臨床所見
外果付近におけるATFL部での腫脹，圧痛が認められた場合に行う．

### 徒手検査
前方引き出しテスト（anterior drawer test）などの徒手検査を行い鑑別する．

### 体表上のランドマーク
ATFLを体表より確認する場合，足部を内返して靱帯を緊張させ，外果前面と距骨頸部の位置を確認することが重要である（図8）．

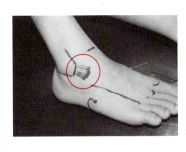

図8 体表上のランドマーク
赤○印は ATFL

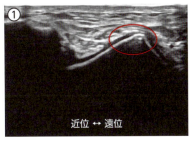 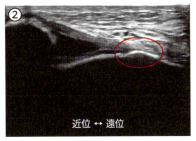

図9 エコー画像でのランドマーク
①距骨滑車（赤○印）が鋭角に描出される部分ではなく，②距骨が鋭角から鈍角になる部分で ATFL が描出される

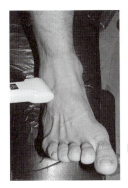 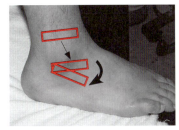

図10 ATFL 長軸走査の基本肢位とプローブ位置

図11 プローブ位置とプローブ走査方法（赤枠）

## エコー画像でのランドマーク

距骨が鋭角から鈍角になる部分（図9赤○印）．

## 被検者の基本肢位

足関節中間位とする（図10）．

## 検者の基本肢位

検者は検査側の外側に位置する．

## 走査方法

描出肢位は中間位とし，ATFL 部を体表から確認する（図8）．

腓骨に短軸でプローブを当て，遠位に走査し，腓骨先端付着部の外果前面にプローブ（図11赤枠）がくるように走査してから，腓骨先端を中心にプローブを ATFL の走行に合うように走査する（図11）．ランドマークとしては，距骨の鋭角な部位から鈍角になる部位で描出する（図12，図13）．短軸像を得るには，長軸走査で fibrillar pattern を描出したあと，距骨付着部の靭帯を中心にプローブを回転走査し描出する（図14）．ここでは，fibrillar pattern を描出することが重要なポイントである．

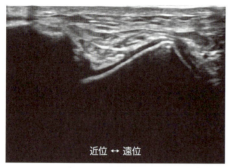
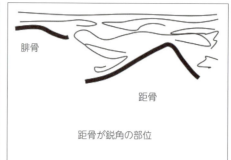

図12 鋭角超音波像（ATFLが不鮮明）とシェーマ

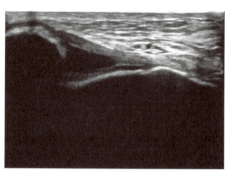
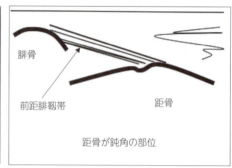

図13 鈍角超音波像（ATFLが鮮明に描出）とシェーマ

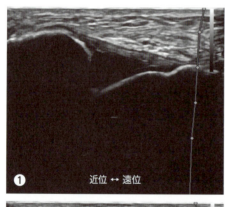
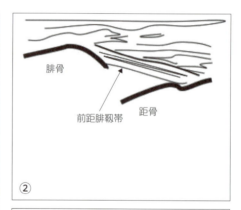

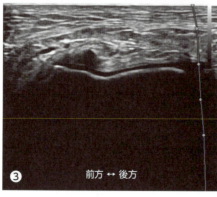
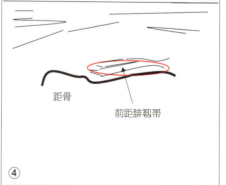

図14 ①② ATFL長軸像とシェーマ．③④ ATFL短軸像とシェーマ

## 観察症例　前距腓靱帯損傷

線維構造の乱れが確認できた場合，靱帯の損傷が疑われる場合（図15），エコー観察下での引出しテストを行う．靱帯の不安定性を確認するために，患肢の踵部を検者の大腿部にのせ，ATFL を描出しながら下腿を持ち挙げ，自重を使い下腿を下ろすことにより，靱帯の不安定性を確認する．

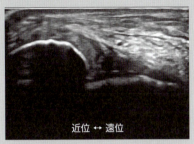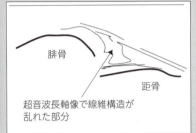

図15　線維構造の乱れた超音波像

### 3. 踵腓靱帯（Calcaneofibular ligament：CFL）の短軸・長軸走査

足関節での外傷などで行う走査方法であり，CFL に対し平行にプローブを当てる走査方法を長軸走査と呼び，CFL に対し垂直に当てる走査を短軸走査と呼ぶ．

#### 臨床所見
CFL 部での腫脹，圧痛がみられた場合に行う．

#### 徒手検査
Inversion stress test（内反ストレステスト）などの徒手検査を行い鑑別する．

#### 被検者の基本肢位
足関節中間位とする（図16）．

#### 検者の基本肢位
検者は検査側の外側に位置する．

#### 体表上のランドマーク

踵腓靱帯の多くは，外果先端の ATFL inferior band 直下から起こり，長・短腓骨筋腱の下を交叉して踵骨の外側面に連結する．長さは2〜3 cm，幅4〜8 mm，厚さ3〜5 mm とされ[1]，さらに前距腓靱帯と踵腓靱帯は交通線維の一部で連結している[2]．足関節背屈位では CFL の起始部である外果は腓骨より前方に移動することで CFL は緊張するため背屈位での CFL の描出が合理的と考えられがちだが，底屈位でも CFL の腓骨付着部は後方移動するため CFL は足関節底背屈すべての可動域で弛緩することなく内返しを強く制限している[3]ことから，CFL の超音波検査は外側靱帯にストレスのかからない，そのうえ腓骨筋腱も描出しやすい足関節中間位で行う．長・短腓骨筋腱の下部を交叉することから，腓骨筋腱をランドマークとするとよい（図17）．長・短腓骨筋腱を体表より確認する場合，外反運動をさせ動的に確認するとよい（図18①）．長・短腓骨筋腱は，外果

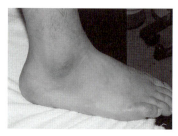

図16 基本肢位(足関節中間位)

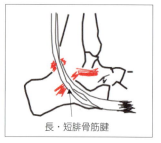

図17 体表のランドマーク

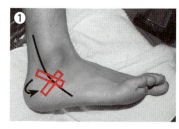
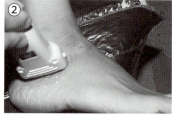
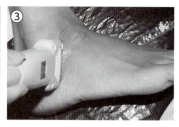

図18 長・短腓骨筋腱の走査方法
①プローブの位置(赤枠).②短軸走査.③長軸走査.体表からの確認は外反運動

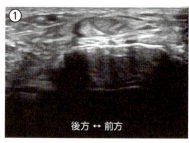
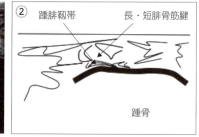

図19 エコー画像でのランドマーク
① CFL 長軸像.②シェーマ

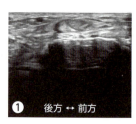
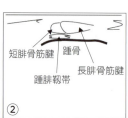
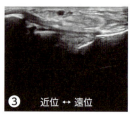
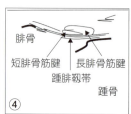

図20 ①② CFL 短軸像とシェーマ.③④ CFL 長軸像とシェーマ

先端の内側を通っており,踵腓靱帯はさらにその深層に位置する[4].

### エコー画像でのランドマーク

CFL と交差する長・短腓骨筋腱(図19).

### 走査方法

長・短腓骨筋腱をランドマークにし,長・短腓骨筋腱の深部を CFL が交叉する部位で(図18②),卵円形の CFL 短軸像を描出する(図20①②)[5].靱帯を中心にプローブを回転させ,長軸像を描出する(図20③④).

## 観察症例　踵腓靱帯損傷

踵腓靱帯部の肥厚，画像の乱れなどが確認された場合，靱帯損傷などが疑われる（図21①②）．

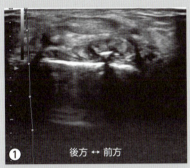
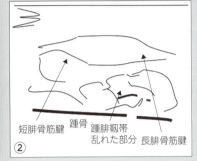
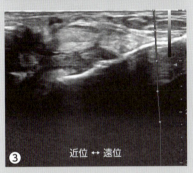
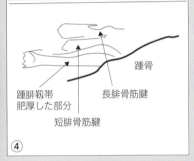

図21　①踵腓靱帯部の乱れた短軸像．②シェーマ．③CFLが肥厚した長軸像．④シェーマ

### 4．二分靱帯（Bifurcate Ligament：BL）の長軸走査

二分靱帯部での損傷が疑われるときに行う走査方法．

**臨床所見**

外側の二分靱帯部での圧痛，腫脹などが認められた場合に行う．

**徒手検査**

徒手検査法はとくになく，臨床所見より鑑別を行う．

**被検者の基本肢位**

足関節中間位とする（図22）．

**検者の基本肢位**

検者は検査側の外側に位置する．

**体表上のランドマーク**

第4中足骨軸の延長上で描出できることから，その部分をランドマークとするとよい（図23）．

**エコー画像でのランドマーク**

踵骨前方突起（図24）．

### 走査方法

二分靱帯は踵骨前方突起から起始し，立方骨に付着する踵立方靱帯と，舟状骨に付着する踵舟靱帯からなり，内返しによる捻挫で損傷しやすい．

足根洞前方で踵骨前方突起の骨性小隆起をランドマークとするとよい（**図25**赤○破線）．足関節中間位で，第4中足骨軸上にプローブ（**図26**① 赤枠）を置き，近位に移動することで，踵立方靱帯が描出できる（**図27**①②）．

浅層には短趾伸筋が描出される（図27）．

その他の走査方法として，足部外側走査で，第5中足骨に長軸でプローブを当て，第4中足骨側（内側）に平行移動し，近位に走査する方法もある．その場合，背外側踵立方靱帯が先に描出され，その内側に踵立方靱帯が描出される．

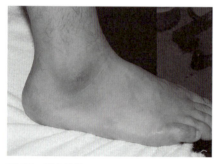

図22　基本肢位

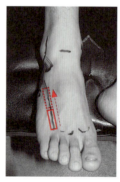

図23　体表上のランドマークとプローブ位置（赤枠）

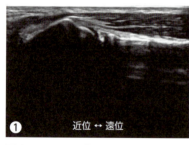

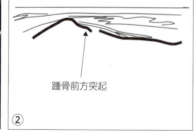

図24　エコー画像でのランドマーク　①二分靱帯長軸像．②シェーマ

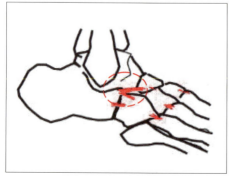

図25　二分靱帯（赤○破線）

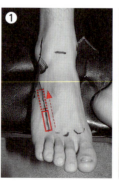
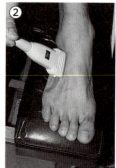

図26　プローブ走査位置（赤枠）

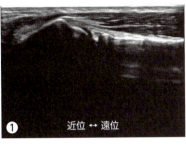 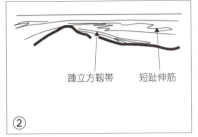

図27 踵立方靱帯超音波長軸像とシェーマ

**観察症例** 　踵立方靱帯損傷，踵骨前方突起損傷

　Fibrillar patternが乱れた画像や，高輝度の血腫が描出された場合，靱帯の損傷などが疑われ，踵骨前方突起周囲の骨表面を表す線状高エコー像の乱れを確認した場合などは，骨折などが疑われる（図28，図29）．

　血腫は受傷直後に高エコー像となり，時間とともに低エコー像となる（血腫の経時的変化が関与している）．

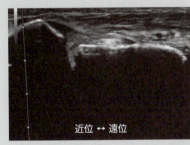 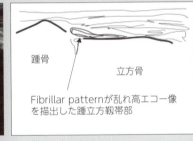

図28 線維構造が乱れた，高エコー像を描出した超音波長軸像とシェーマ

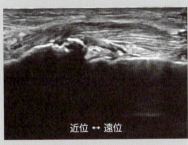 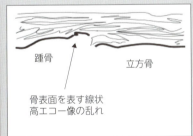

図29 踵骨前方突起周囲の骨表面を表す線状高エコー像が乱れた超音波長軸像とシェーマ

## 前方走査

足関節の外傷などで，前方から行う走査方法である．

### 1. 前下脛腓靱帯（Anterior inferior tibio-fibular ligament：AITFL）の長軸走査

前下脛腓靱帯部での損傷が疑われるときに行う走査方法である．

### 臨床所見

前下脛腓靱帯部での腫脹，圧痛が認められた場合に行う．

### 徒手検査

Rotation test（ローテーションテスト）などの徒手検査を行い鑑別する．

### 被検者の基本肢位

足関節中間位とする（図30）．

### 検者の基本肢位

検者は検査側の前方または外側に位置する．

### 体表上のランドマーク

体表から長趾伸筋などを確認し，ランドマークとするとよい（図31）．長趾伸筋を確認するには，第2〜5趾を他動的に屈曲をさせることにより動的に特定できる．長趾伸筋近傍の前脛骨筋と区別する場合，両筋が作用する自動的な背屈は指示しないようにする．また，代わりに内反で作用する前脛骨筋，外反で作用する長趾伸筋を考慮し，確認するとよい．第3腓骨筋は長趾伸筋腱の外側で，第5中足骨に向かっているので判断するとよい．

### エコー画像でのランドマーク

脛骨部での台形形状，長趾伸筋．

### 走査方法

足関節を中間位とし，脛骨下端前面部が画面右側に曲線的に描出されるようプローブを長軸で当てる（図32左，図33）．脛骨の前外側結節[6]から靱帯の走行を考え，脛骨遠位部を中心にプローブの遠位側を外側へ動かすようにして，プローブを扇状に走査する（図32右）．扇状に走査しながら，近接の長趾伸筋，脛骨部の台形の形状を確認し，前下脛腓靱帯を描出する（図34）．前下脛腓靱帯は，脛骨と腓骨を結ぶ靱帯で，幅約2 mmの帯状高エコー像として描出される[7]．さらに遠位には，前下脛腓副靱帯（Bassett靱帯）が存在する（図35）．Bassett FHらは，前下脛腓副靱帯が足関節前方インピンジメントにより損傷されることを報告している[9]．

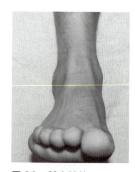

図30 基本肢位

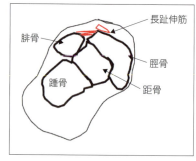

図31 体表上のランドマーク
体表より周囲組織の確認画像は，内反，外反運動なし

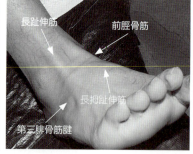

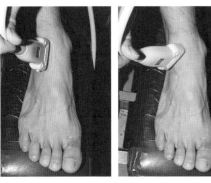

図 32　前方走査におけるプローブ位置

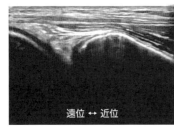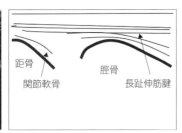

図 33　走査開始時の脛骨長軸像とシェーマ
長軸像は，基本表示に対して逆方向

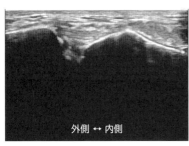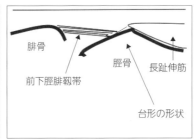

図 34　近接の長趾伸筋，脛骨の台形を描出した脛骨，腓骨短軸像（AITFL 長軸像）

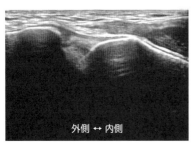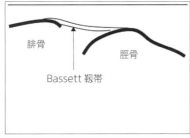

図 35　Bassett 靱帯長軸像（脛骨腓骨短軸像）

> **観察症例**　**前下脛腓靱帯損傷**
>
> 帯状高エコー・線維構造の乱れが確認できた場合などは，靱帯などの損傷が疑われる（図36）．
>
>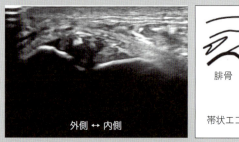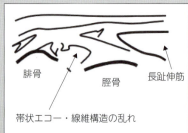
>
> 図36　帯状エコー・線維構造の乱れた AITFL 長軸像とシェーマ
> 組織の損傷により散乱組織が多くなり描出が不鮮明になる

## 内側走査

足関節の外傷などで，脛骨側から行う走査方法である．
脛骨周辺の損傷，三角靱帯などの損傷の疑いがある場合に行う．

### 1．内果（Medial Malleolus）の短軸・長軸走査

足関節での外傷などで行う走査方法で，脛骨に対し平行にプローブを当てる走査方法を長軸走査と呼び，脛骨に対し垂直に当てる走査を短軸走査と呼ぶ．

**臨床所見**

内果での Malgaigne 圧痛が認められた場合や軋轢音などを触知した場合，腫脹などが認められた場合に行う．

**徒手検査**

理学所見より鑑別を行う．

**体表上のランドマーク**

内果である．内果は脛骨の遠位端にあり，外果よりも前方で近位に位置する．遠位に伸びている外果とあまり伸びていない内果との位置関係は，手指などを当てて確認するとよい（図37）．

**エコー画像でのランドマーク**

内果（図38）．

**被検者の基本肢位**

足関節中間位とする（図37）．

### 検者の基本肢位

検者は検査側の内側に位置する．

### 走査方法

超音波では全体像が把握しにくく，長軸では骨が円形の形状をしているため，反射波が返りにくい．脛骨中心に垂直にプローブを当てる短軸走査からはじめ，プローブを近位から遠位に走査し（図39①②，図40），そのあとプローブを回転させて内果の長軸像を描出するとよい（図39③，図41）．

短軸像の周囲では，後方で後脛骨筋腱が描出される（図40）．

## 2. 三角靱帯（Deltoid ligament：DL）の長軸走査

三角靱帯部で損傷の疑いがある場合に行う走査方法である．

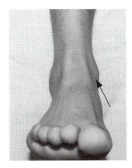

**図37　体表上のランドマークと基本肢位**
矢印は内果

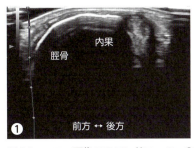
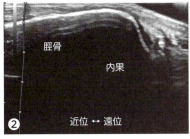

**図38　エコー画像でのランドマーク**　①内果部短軸像．②内果部長軸像

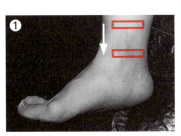
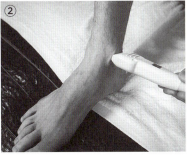
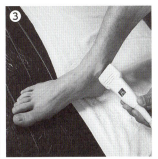

**図39　走査方法**
①赤枠はプローブの走査方法を示す．②③短軸走査および長軸走査におけるプローブ位置

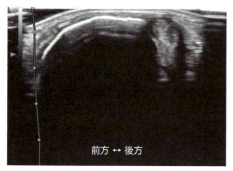 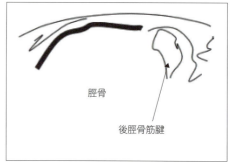

図40 内果短軸像とシェーマ

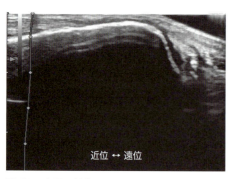 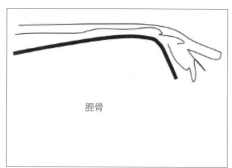

図41 内果長軸像とシェーマ

### 臨床所見
三角靱帯部で圧痛，腫脹などが認められた場合に行う．

### 徒手検査
Eversion stress test（外反ストレステスト）などの徒手検査を行い鑑別を行う．

### 体表上のランドマーク
三角靱帯は一般的に深層と表層の2層構造からなり，深層は前脛距靱帯，後脛距靱帯．表層は脛舟靱帯，脛踵靱帯で4つの構造に分けられる[1]．

各靱帯の走行には個人差があり，形態分類についても多くの報告がある．

後脛骨筋腱，長趾屈筋腱等の影響や，異方性から綺麗な画像が得難いこともあるので，ランドマークは安定性に関与する中央線維の脛踵靱帯の付着部である載距突起にするとよい（図42）．

### エコー画像でのランドマーク
載距突起（図43）．

### 走査方法
足関節を中間位とし，体表から触診しやすい舟状骨粗面を確認する（図44①赤〇印）．その部位から一横指踵骨側に移動した場所に載距突起が確認できる（図44②，図42）．舟状骨粗面が確認できない場合は，後脛骨筋の付着部に舟状骨があることから，足を内反させることで後脛骨筋を緊張させ，後脛骨筋を触診しながら舟状骨粗面を確認するとよい．このとき，足趾が屈曲していないことがポイントとなる．

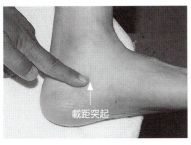

図42 体表上のランドマーク

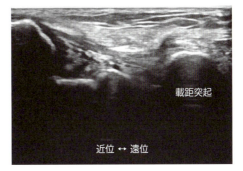

図43 エコー画像でのランドマーク（DL脛踵部長軸像）

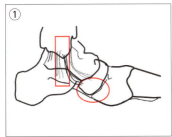

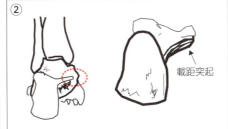

図44 走査方法
①舟状骨粗面（赤○印），②後方からの載距突起（赤○点線）

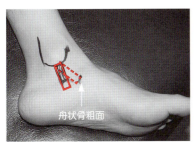

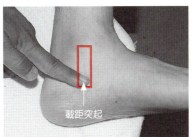

図45 体表上のランドマーク
赤枠はプローブ位置

　プローブ走査では，舟状骨粗面と脛骨を結ぶ線状にプローブを置く（図45①赤点線四角）．舟状骨粗面と脛骨を結ぶ線状に距離があり，同時に描出できない場合は，舟状骨と内側楔状骨の位置関係をランドマークとし（足部図7参照），内側長軸画像を描出（図46①）しながら脛骨に走査するとよい（図46②③）．そこから扇状にプローブを走査する（図45①）ことにより，図46②③，図47，図48の順で損傷頻度が多い三角靱帯の脛舟靱帯，脛踵靱帯が描出できる．

　中央線維の脛踵靱帯は，脛骨から載距突起を結ぶようにプローブを当てることで描出できる（図48）．

　三角靱帯の中央線維（脛踵靱帯）は，脛骨前丘から踵骨の載距突起に付着することを考慮し，図46③よりさらに扇状にプローブを走査することで，距骨の形状が変化し載距突起を画像内に入れ描出することができる（図47）．

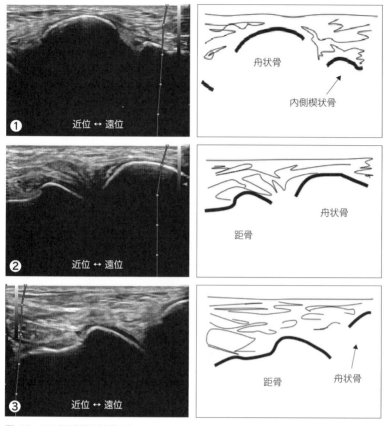

**図46 DL脛踵部長軸像とシェーマ**
①舟状骨粗面とシェーマ．②③舟状骨と脛骨を結ぶ線状にプローブを置き扇状に走査した画像．

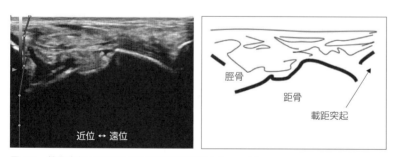

**図47 載距突起に描出された脛踵部長軸像とシェーマ**

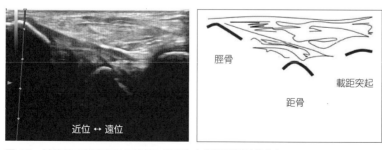

**図48 付着部の載距突起を明瞭に描出した脛踵部長軸像とシェーマ**

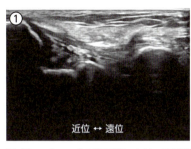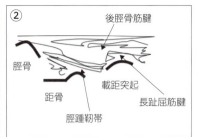

図49 プローブの微調整により，脛踵靱帯を描出長軸像
①脛踵部長軸像．②シェーマ

　三角靱帯の中央繊維（脛踵靱帯）の走行と平行になるように（図45①赤枠）プローブを走査することにより，付着部の載距突起を明瞭に描出する（図48）．

　載距突起が明瞭に描出できたら，脛骨前丘から踵骨の載距突起に付着する脛踵靱帯の走行を考慮し，プローブを微調整をしながら中央線維のfibrillar patternを確認して脛踵靱帯を描出する[8]（図49）．

　三角靱帯中央線維（脛踵靱帯）の周囲では，後脛骨筋腱（posterior tibial tendon：PTT），長趾屈筋腱（flexor digitorum longus：FDL）が描出されるので，プローブの微調整時のランドマークにするとよい（図49）．

**【参考文献】**

1) 柏倉　剛：運動器に対する超音波の臨床応用．超音波画像診断の実際―足関節．臨床スポーツ医学，28(9)，978-980，2011．
2) 篠原靖司，熊井　司：組織学的所見からみた足関節側副靱帯のバイオメカニクス．関節外科，34(1)，68-69，2015．
3) JH Calhoun, et al.：A comprehensive study of pressure distribution in the ankle joint with inversion and eversion. Foot Ankle Int 15：125-133, 1994.
4) 大関　覚：足関節外側靱帯の機能解剖．関節外科 34(1)，63-65，2015．
5) EG Mcnally：Practical Musculoskeletal Ultrasound. Elsevier, p.38, 2005.
6) 新井賢一郎，仁木久照，青木治人：遠位脛腓靱帯結合部における解剖学的研究．聖マリアンナ医科大学雑誌，29，567-577，2001．
7) 皆川洋至：超音波でわかる運動器疾患―診断のテクニック．メジカルビュー社．p.198，2010．
8) VS Dogra, D Gaitini：Musculoskeletal Ultrasound with MRI Correlations, Thieme, pp.106-109, 2010.
9) FH Bassett, et al.：Talar impingement by the anteroinferior tibiofibular ligament. A cause of chronic pain in the ankle after inversion sprain. J Bone Joint Surg am, 72(1)：55-59, 1990.

# 足部
Foot

## 内側走査

足部外傷などで，第1中足骨側に行う走査方法である．足部周辺の損傷などが疑われる場合に行う．

### 臨床所見
足部での圧痛，腫脹が認められた場合に行う．

### 徒手検査
徒手検査法はとくになく，臨床所見より鑑別を行う．

### 体表上のランドマーク
足部での内側走査では距骨（talus），舟状骨（navicular），内側楔状骨（medial cuneiform），第1中足骨（metatarsal bone）にするとよい（**図1**）．第1中足骨と内側楔状骨の関節は，リスフラン関節（lisfranc joint）と呼ばれる．

### エコー画像でのランドマーク
第1中足骨を中心に，周囲の骨を考慮して描出するとよい（**図2**）．

### 被検者の基本肢位
足部内側面が確認できる肢位とする．

### 検者の基本肢位
検者は検査側の内側に位置する．

### 走査方法

#### 第1中足骨，内側楔状骨，舟状骨，距骨，内側長軸・短軸走査

最初に触診しやすい第1中足骨を内側より長軸で描出し，近位方向にプローブを走査することにより内側楔状骨が描出できる（**図3**①　赤点線枠）．さらに近位にプローブを走査することにより舟状骨が描出できる（図3②，図4）．

舟状骨を描出した内側長軸像（図4①）から，舟状骨を中心にプローブの回転走査をす

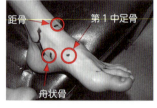

図1　体表上のランドマーク
（対比画像の関係から左足部にて描出）

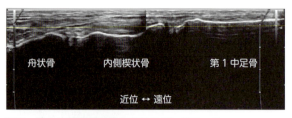

図2　第1中足骨長軸像におけるランドマーク

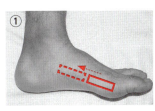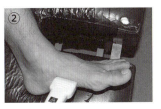

図3 ①プローブ位置と走査方法．②プローブ位置

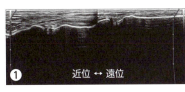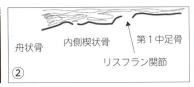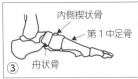

図4 内側長軸走査
①長軸像（パノラマ）．②内側楔状骨と第1中足骨長軸像のシェーマ，矢印はリスフラン関節を示す．③シェーマ

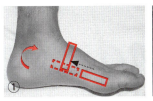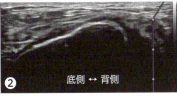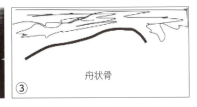

図5 舟状骨短軸内側像
①プローブ位置（回転させ描出する）．②舟状骨内側短軸像．③シェーマ

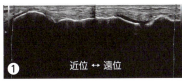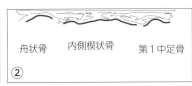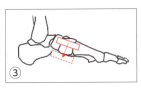

図6 ①足底側に走査し描出した半円線状高エコー像の超音波パノラマ画像．②シェーマ．③プローブ位置と走査方法

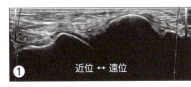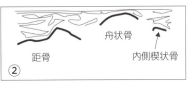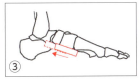

図7 ①距骨を描出した超音波パノラマ画像．②シェーマ．③プローブ位置と走査方法

ることで（図5①），舟状骨の短軸内側像が描出できる（図5②）．

舟状骨内側長軸像（図4）から足底側に走査することにより（図6③），舟状骨が半円線状高エコー像に変化する（図6）．

舟状骨を半円線状高エコー像で描出した状態で，そのまま近位に走査することで（図7③），距骨が描出できる（図7①②）．

## 背側走査

足部の外傷などで,足背部周辺の損傷などが疑われる場合に行う.

### 臨床所見
足背部での圧痛,腫脹が認められた場合に行う.

### 徒手検査
理学所見より鑑別を行う.

### 体表上のランドマーク

距骨 (talus),舟状骨 (navicular),立方骨 (cuboid),内側楔状骨 (medial cuneiform),中間楔状骨 (intermediate cuneiform),外側楔状骨 (lateral cuneiform),第1～5中足骨 (metatasal bone),第2～5趾 (基節骨 proximal phalanx・中節骨 middle phalanx・末節骨 distal phalanx),第1趾 (基節骨 proximal phalanx・末節骨 distal phalanx),第2～5趾 (基節骨 proximal phalanx・中節骨 middle phalanx・末節骨 distal phalanx).

足部の関節として,遠位趾節間関節 (distal interphalangeal:DIP joint),近位趾節間関節 (proximal interphalangeal:PIP joint),中足趾節間関節 (metatarsophalangeal:MTP joint),趾節間関節 (interphalangeal:IP joint) がある.踵骨と立方骨の関節,距骨と舟状骨の関節は,ショパール関節 (chopart joint) と呼ばれ,第1～5趾と楔状骨・立方骨の関節は,リスフラン関節 (lisfranc joint) と呼ばれる (図7).

### エコー画像でのランドマーク
舟状骨を中心に周囲の骨を考慮して描出するとよい (図8).

### 被検者の基本肢位
足部背側面が確認できる肢位.

### 検者の基本肢位
検者は検査側の背側に位置する.

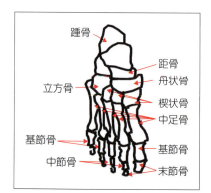

図7 体表上のランドマーク

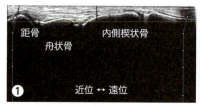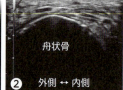

図8 エコー画像でのランドマーク
①長軸像.②短軸像

## 走査方法

### 1. 距骨，舟状骨背側短軸，長軸走査（ショパール関節，リスフラン関節），第1趾，中足趾節間関節，趾節間関節，背側走査

背側走査（図9）の画像から距骨を描出した状態で遠位に走査することで，ショパール関節を含む背側長軸像が描出できる（図10）．距骨は異方性の影響で描出が不鮮明になる場合がある．

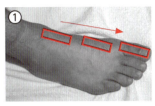 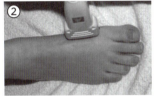

図9 ①プローブ位置と走査方法．②プローブ位置

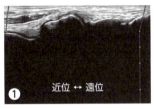 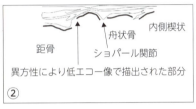 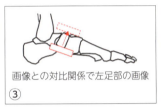

図10 ①距骨背側からの背側走査長軸像．②距骨と舟状骨でのショパール関節のシェーマ．③プローブ位置と走査方法

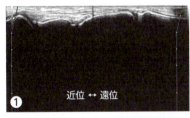 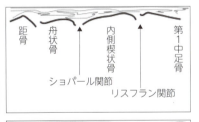

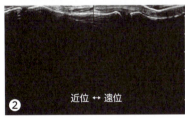 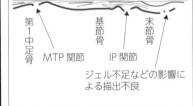

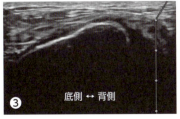 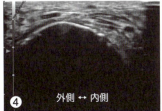 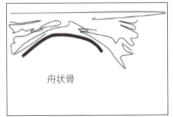

図11 超音波パノラマ長軸像・短軸像
①ショパール関節，リスフラン関節の長軸像とシェーマ．②MTP，IP関節部長軸像とシェーマ．③舟状骨内側短軸像．④背側での舟状骨短軸像とシェーマ

異方性とは，アーティファクト（虚像）により，高エコー像にみえる部分が低エコー像で描出されることをいう[1]．

そこから遠位に走査することで（図9①②），ショパール関節，リスフラン関節，中足趾節間（MTP）関節，趾節間（IP）関節が描出できる（図11①②）．

末節骨は皮膚が変化したケラチン質からなる爪の後方にあり，ジェル不足などの影響で描出が不鮮明になる場合がある（図11②）．

舟状骨内側短軸像（図11③）から，外側に走査することで，背側面での舟状骨短軸像が描出できる（図11④）．

## 2. 距骨頸部，距骨滑車部，脛骨，距骨長軸，舟状骨，立方骨，楔状骨背側短軸，長軸走査，ショパール関節，リスフラン関節，近位趾節間関節，中足趾節間関節，趾節間関節背側走査

背側面での舟状骨短軸像（図11④）を確認し，近位に走査することにより（図12），距骨頸部短軸像が描出できる（図13）．さらに近位に走査することにより距骨滑車短軸像が描出できる（図14）．

距骨滑車断面画像（図14）を中心にプローブを回転走査することにより（図15①），脛骨～距骨の長軸像が描出できる（図15②③）．

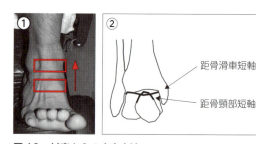

**図12　対表からの走査方法**
①短軸走査におけるプローブ位置．②シェーマ（黒太線は描出部位を示す）

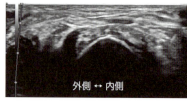

**図13　距骨頸部短軸像とシェーマ**

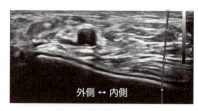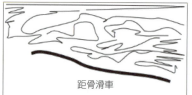

**図14　距骨滑車短軸像とシェーマ**

距骨滑車断面像の周囲では，長趾伸筋（extensor digitorum longus：EDL），長母趾伸筋（extensor hallucis longus：EHL），前脛骨筋（tibialis anterior：TA）が描出できる（図16）．

距骨頸部短軸像（図13）を描出してから，遠位に走査していくことで，骨を表す線状高エコー像が途中で不鮮明となり，形状が変化し（図17①），背側での舟状骨短軸像が描出できる（図17②）．

舟状骨の背側短軸像から外側に走査することにより，舟状骨，立方骨の短軸像が描出できる（図18）．

舟状骨の短軸像から遠位に走査することで，内側，中間，外側楔状骨が描出できる（図19）．

図19の中間楔状骨を中心にプローブを90°回転走査することで，第2中足骨上でのリ

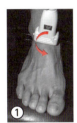 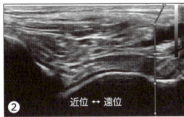 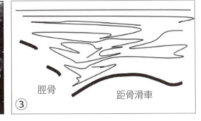

図15　①プローブ位置と走査方法．②脛骨〜距骨の長軸像．③シェーマ

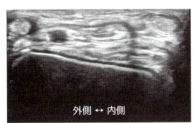 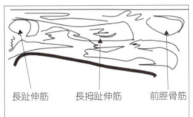

図16　距骨滑車周囲の軟部組織短軸像とシェーマ

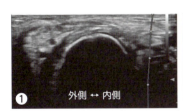 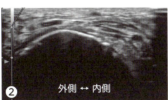 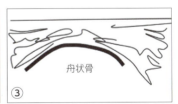

図17　①距骨頸部短軸像．②形状が変化した舟状骨の背側短軸像．③シェーマ

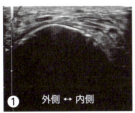 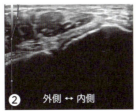 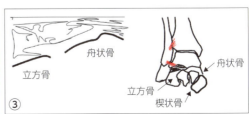

図18　①舟状骨背側短軸像．②外側に走査した立方骨の短軸像．③シェーマ

スフラン関節を含む長軸像が描出できる（図20）．そのまま遠位にプローブを走査することで，中足趾節間（MTP）関節，近位趾節間（PIP）関節，遠位趾節間（DIP）関節が描出できる．

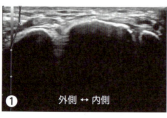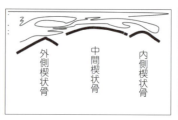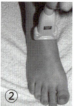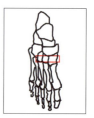

図19　①舟状骨背側短軸像（図18①）から遠位に走査して，楔状骨を内側，中間，外側と描出した短軸像とシェーマ．②プローブ位置（赤枠）

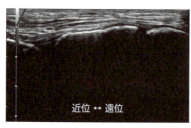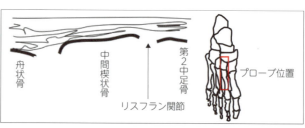

図20　第2中足骨の長軸像とシェーマ（短軸像（図19①）の中間楔状骨を中心にプローブを回転）

## 観察症例　リスフラン関節症

リスフラン関節での骨を表す線状高エコー像が乱れていた場合，関節周辺の異常が疑われる（図21）．線状高エコー像が乱れた場合には骨棘や変形などが考えられる．また周りに血腫が疑われる低エコー域が存在する場合は骨折などが疑われる．受傷機転を参考にして，健側との比較が重要である．

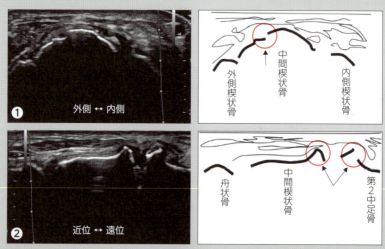

図21　関節周辺の異常が疑われる画像
①短軸画像での線状高エコー像が乱れた画像（赤○）とシェーマ．②長軸リスフラン関節画像での線状高エコー像が乱れた画像（赤○）とシェーマ

図19の内側，中間，外側楔状骨を描出した画像から，さらに外側に走査することにより立方骨が描出できる（**図22**）．

　図22より少し遠位に走査することで，中間，外側楔状骨，立方骨の形状が変化する（**図23①**）．外側楔状骨を中心にプローブを回転させることにより，第3中足骨でのリスフラン関節を含む長軸像が描出できる（図23②）．そのまま遠位にプローブを走査することで，中足趾節間（MTP）関節，近位趾節間（PIP）関節，遠位趾節間（DIP）関節が描出できる．

　図22より少し遠位外側に走査することで，立方骨，第5中足骨が描出できる（**図24**）．立方骨を中心にプローブを90°回転させることで，第4中足骨でのリスフラン関節を含む長軸像が描出できる（**図25**）．

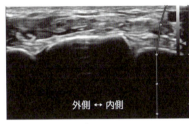 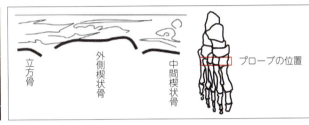

**図22** 外側に走査し立方骨を描出した短軸像とシェーマ

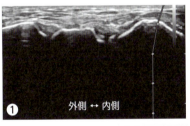 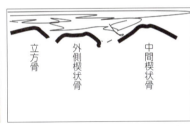

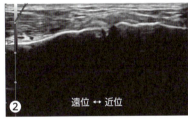 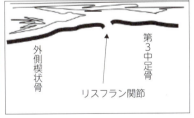

**図23** 第3中足骨の長軸像
①図22より少し遠位に走査した短軸像とシェーマ．②外側楔状骨を中心にプローブを90°回転させ描出した長軸像とシェーマ

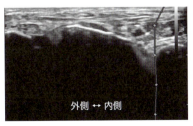 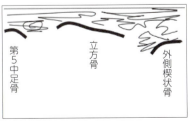

**図24** 立方骨より少し遠位外側で描出した短軸像とシェーマ

図25より近位に走査することにより，二分靱帯が描出できる（図26，二分靱帯の項参照）．そのまま遠位にプローブを走査することで，中足趾節間関節（MTP），近位趾節間関節（PIP），遠位趾節間関節（DIP）が描出できる．

　舟状骨短軸像（図17）から外側に走査することにより立方骨を描出する（図27）．立方骨を中心にプローブを遠位に走査することで，立方骨を表す線状高エコー像の形状が変化し，内側に外側楔状骨が描出できる（図28）．

　図28より少し外側に走査することで第5中足骨が描出できる（図29①）．プローブをさらに遠位に走査することで，立方骨の形状が変化して描出される（図29②）．

　さらにプローブを遠位に走査することで立方骨の線状高エコー像が消え，第4中足骨が

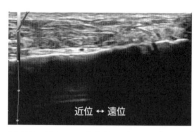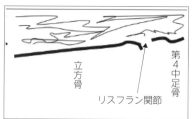

**図25** 図24の立方骨を中心にプローブを回転させ第4中足骨長軸を描出した長軸像とシェーマ

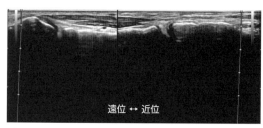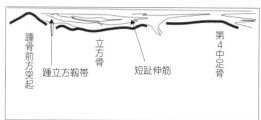

**図26** 図25より近位に走査し，二分靱帯部を描出した超音波パノラマ像とシェーマ

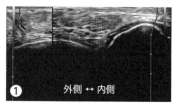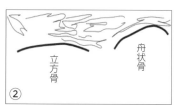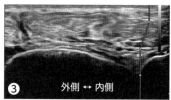

**図27** 舟状骨短軸像から外側に走査することにより立方骨を描出
①舟状骨，立方骨パノラマ短軸像．②シェーマ．③立方骨を中心に描出した短軸像

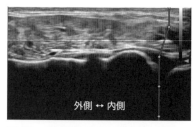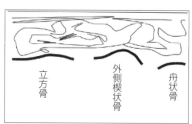

**図28** 立方骨を中心に描出した短軸像（図27③）から遠位に走査し，外側楔状骨を描出した短軸像とシェーマ

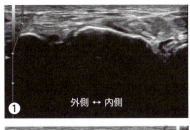 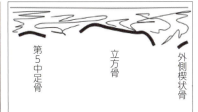

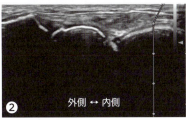 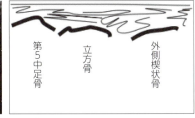

**図 29** 外側楔状骨の短軸像よりさらに外側に走査することにより第5中足骨が描出でき立方骨の形状が変化する
①短軸像(近位)とシェーマ．②短軸像(遠位)とシェーマ

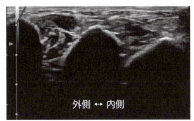 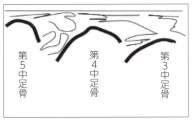

**図 30** 立方骨(図 29 ②)より遠位に走査することで，第4中足骨が描出され，順次第3, 4, 5中足骨が描出された短軸像とシェーマ

描出される．また遠位に走査することで第3, 4, 5中足骨の短軸像が描出される(図 30)．

## 外側走査

足部外傷などで，第5中足骨側に行う走査方法で，足部周辺の損傷などが疑われる場合に行う．

### 臨床所見
足部での圧痛，腫脹が認められた場合に行う走査方法である．

### 徒手検査
理学所見より鑑別を行う．

### 体表上のランドマーク
第5中足骨の外側部(図 31)．

### エコー画像でのランドマーク
第5中足骨を表す線状高エコー像をランドマークとする(図 32)．

### 被検者の基本肢位
足部外側面が確認できる肢位とする．

**検者の基本肢位**

検者は検側の外側に位置する．

**走査方法**

### 第5中足骨・基節骨・中節骨・末節骨，外側長軸走査・短軸走査

背側走査（図29②）より最外側までプローブを走査することで，第5中足骨の短軸像が描出できる（図33）．短軸像を中心にプローブを回転させ，第5中足骨の外側長軸像を描出する（図34）．

そのまま遠位にプローブを走査することで，中足趾節間（MTP）関節，近位趾節間（PIP）関節，遠位趾節間（DIP）関節が描出できる．

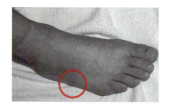

図31 体表上のランドマーク
（第5中足骨基底部）

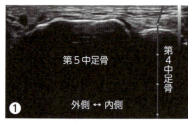
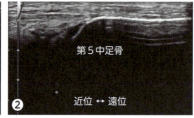

図32 エコー画像でのランドマーク
①短軸像．②長軸像

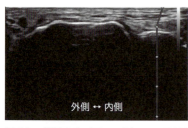
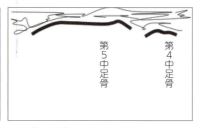

図33 背側走査（図29②）より最外側までプローブ走査し，描出した第5中足骨短軸像とシェーマ

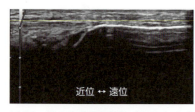
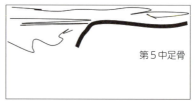

図34 第5中足骨短軸像（図33）を中心にプローブを90°回転して描出した第5中足骨長軸像とシェーマ

| 観察症例 | 末節骨骨折 |

背側長軸画像などで，末節骨を表す線状高エコー像が乱れていた場合，骨折が疑われる（図35）．

末節骨などでは，爪部やジェル不足の影響からアーティファクト[2)]が出やすく，描出が不鮮明になることがある．その場合，いろいろな角度から描出したり，短軸での描出をし，線状高エコー像の不整が変化しないかを確認することで，アーティファクトの存在を判断するとよい（図36）．

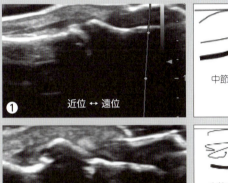
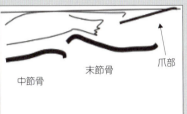
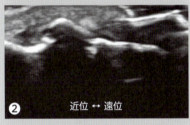
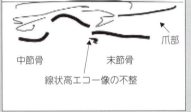

図35 ①末節骨正常画像（背側長軸像とシェーマ）．②エコー不整像とシェーマ

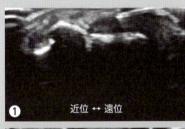
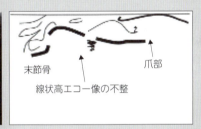
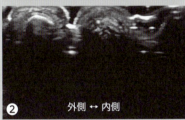
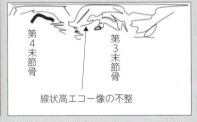

図36 ①図35と第4趾側に角度を変えて描出した長軸像とシェーマ．②末節骨骨折短軸像とシェーマ

## 底側走査

足部の外傷などで，足底側に行う走査方法で，足部周辺の損傷などが疑われる場合に行う走査方法である．

### 臨床所見
足底部での圧痛，腫脹が認められた場合に行う．

### 徒手検査
理学所見より鑑別を行う．

### 体表上のランドマーク
踵骨とする（図37）．

### エコー画像でのランドマーク
踵骨を表す線状高エコー像をランドマークとする（図38）．

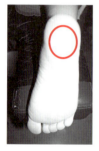

図37 体表上のランドマーク（踵骨）

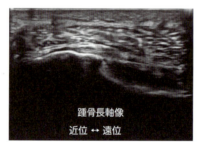

図38 底側長軸像でのランドマーク

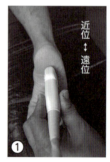
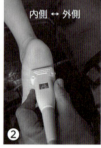

図39 ①被検者を腹臥位とし，長軸でプローブをあて，②踵骨を中心に90°プローブを回転走査して短軸像を描出する

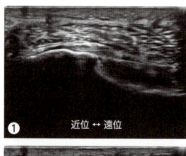
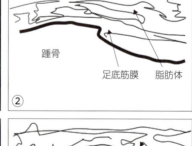
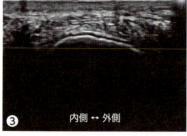
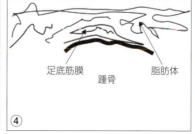

図40 ①踵骨周囲で描出される足底筋膜の長軸像，脂肪体の超音波長軸．②シェーマ．③短軸像．④シェーマ

## 被検者の基本肢位
腹臥位等，足部底面が確認できる肢位とする．

## 検者の基本肢位
検者は検側の底側に位置する．

## 走査方法

### 踵骨長軸走査・短軸走査

被検者を腹臥位とし，足底からプローブを当て描出する（図39）．

踵骨を表す線状高エコー像の周囲では，足底筋膜，脂肪体が確認できる（図40）．

【参考文献】
1) 石橋一穂：イチからはじめる超音波診断－X線のように使いこなすために．超音波診断装置の基礎知識．オルソペディックス, 28(12), 3, 2015.
2) 辻本文雄：超音波医学辞典．学研メディカル秀潤社, p.10, 2000.

# 肋骨
Rib

## 前方・後方走査

肋骨骨折，肋軟骨損傷などの疑いがある場合に行う走査方法で，前方の場合は前方走査，後方の場合は後方走査となる．

### 臨床所見

Malgaigne 圧痛がみられた場合，軋轢音を触知した場合，腫脹，呼吸痛などが認められたときに行う．

### 徒手検査

Sternal compression test（胸骨圧迫テスト）などの徒手検査を行い，鑑別を行う．

### 体表上のランドマーク

肋骨は胸椎の肋骨窩および横突起と関節を形成し，前方ではその先端が肋軟骨となり，胸骨と結合する．肋骨を体表から確認するために，触診しやすい肩甲骨をランドマークとする．安静位での肩甲骨は，第2肋骨から第7肋骨の上に位置する．内側縁は棘突起から約5～8cmの位置にあり，肩甲棘の内側が第3棘突起の位置になる．肩甲骨下縁が第7肋骨に相当するので，肋骨の位置を確認するとよい（図1）．

### エコー画像でのランドマーク

骨描出時での線状高エコー像（図2）．

### 被検者の基本肢位

自然位とする．

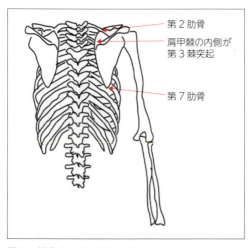

図1 体表上のランドマーク

## 検者の基本肢位

検者は検査側の外側に位置する．

## 走査方法

肋骨は弓状に湾曲した長骨のため長軸で描出する場合，プローブを平行に当てることが難しい．短軸で肋骨を描出してから長軸にし，全体像をとらえるほうが描出しやすい．まず，関心領域にプローブを当て，短軸像で描出する（図3左）．その部位を中心にプローブを回転させ，指間で肋骨を把持するようにし，間にプローブ（図3赤枠）を置くことにより，安定性のある長軸像が得られる（図3右）．第7肋骨までを「真肋」，第8〜10肋骨を「仮肋」と呼ぶ．また，第11，12肋骨は肋軟骨と結合していないことから「浮遊肋骨」と呼ぶ（図4）．

実際の短軸像では，肋骨を示す線状高エコー像が描出され，後方は音響陰影になる「音響陰影」とは超音波ビームが通過しにくい組織の後方で，超音波反射信号がほとんどない状態になること[1)]をいう．肋骨間には肋間筋が描出され，それを覆うように脂肪層が描

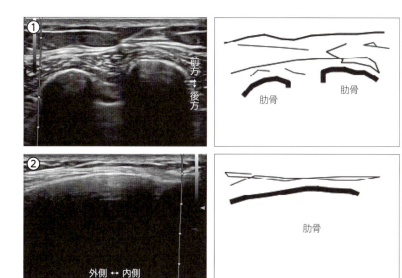

図2　エコー画像でのランドマーク
①肋骨の短軸像とシェーマ．②肋骨の長軸像とシェーマ

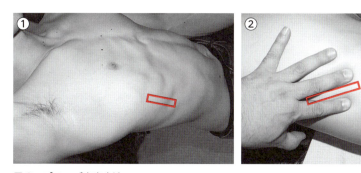

図3　プローブ走査方法
①短軸走査におけるプローブ位置（赤枠）．②長軸走査におけるプローブ位置（赤枠）．指で肋骨を確認する

出される（図5）.

　肋骨の先端は肋軟骨となり，超音波が透過することにより，肋軟骨下レベルに肋膜・胸膜が描出される（図6）.

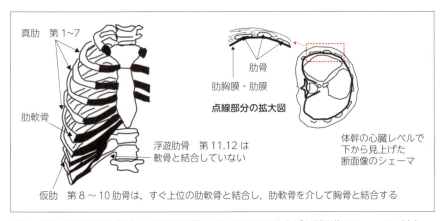

**図4　肋骨の各部名称（左）と体幹の心臓レベルで下から見上げた断面像のシェーマ（右）**

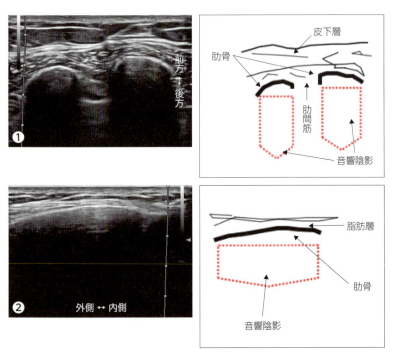

**図5　肋骨の超音波画像**　①肋骨の短軸像とシェーマ．②長軸像とシェーマ

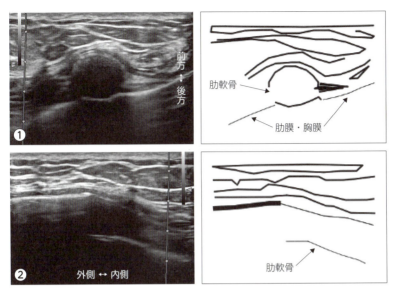

**図6 肋軟骨移行部** ①肋骨の短軸像とシェーマ．②肋骨の長軸像とシェーマ

## 観察症例　肋骨骨折

線状高エコー像の途絶などが確認できた場合，骨折が疑われる（**図7**赤○点線）．

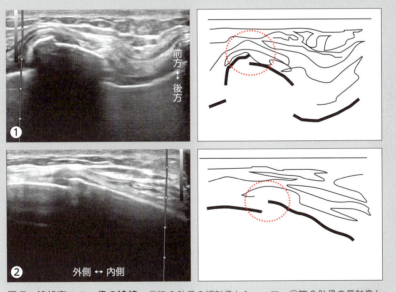

**図7 線状高エコー像の途絶** ①第8肋骨の短軸像とシェーマ．②第8肋骨の長軸像とシェーマ

【参考文献】
1）辻本文雄：超音波医学辞典，秀潤社，p.65，2000．

# 索 引

## 和文

### あ〜お

| | |
|---|---|
| アキレス腱 | 120〜124 |
| アキレス腱炎 | 126 |
| アキレス腱パート | 120 |
| 異方性 | 154 |
| ウェッジパート | 120 |
| 烏口突起 | 5 |
| 腋窩走査 | 2 |
| 円回内筋 | 28 |
| オスグッド・シュラッター病 | 102 |

### か

| | |
|---|---|
| 外果 | 132, 133, 135 |
| 回外筋 | 28, 30 |
| 外果骨折 | 134 |
| 外側顆 | 114, 117 |
| 外側関節裂隙 | 108, 109, 111 |
| 外側楔状骨 | 155, 157, 158 |
| 外側広筋 | 80, 86, 94 |
| 外側上顆 | 97 |
| 外側走査 | 2 |
| 外側側副靱帯 | 107 |
| 外側頭 | 114 |
| 外側半月板 | 107, 114, 117 |
| 外側面 | 86 |
| 顆間窩 | 117 |
| 顆間隆起 | 117 |
| 滑車 | 27, 30 |
| 仮肋 | 165 |
| 寛骨臼 | 90 |
| 寛骨臼蓋 | 82, 83 |
| 関節唇 | 22, 82, 83 |
| 関節軟骨 | 28, 31, 36, 45, 47, 48, 112 |
| 関節包 | 30, 36, 44〜47, 82, 83 |

### き・く

| | |
|---|---|
| 基節骨 | 65, 66, 71, 75 |
| キャッチング肢位 | 76 |
| 胸膜 | 166 |
| 棘下筋 | 22 |
| 距骨 | 135, 151, 153 |
| 距骨滑車 | 154 |
| 距骨頸部 | 154, 155 |
| 筋内腱 | 124 |
| 屈筋支帯 | 51 |

### け

| | |
|---|---|
| 脛骨 | 121, 122, 128, 142, 143 |
| 脛骨外側顆 | 109〜112, 116, 117 |
| 脛骨外側結節 | 108 |
| 脛骨顆間隆起 | 118 |
| 脛骨後顆間区 | 115 |
| 脛骨粗面 | 97, 100〜102 |
| 脛骨内側顆 | 103, 105, 106, 114, 115 |
| 脛舟靱帯 | 147 |
| 脛踵靱帯 | 147, 149 |
| 月状骨 | 55, 56 |
| 結節間溝 | 7, 9, 15 |
| 結帯肢位 | 14 |
| 肩甲下筋 | 8 |
| 肩甲下筋腱 | 7 |
| 肩甲骨関節窩 | 22, 23 |
| 肩鎖関節 | 15 |
| 腱鞘炎 | 68 |
| 腱板 | 14, 15 |
| 腱板損傷 | 18 |
| 肩峰 | 13 |
| 肩峰下滑液包炎 | 19 |

### こ

| | |
|---|---|
| 後脛骨筋 | 122, 124, 146 |
| 後脛骨筋腱 | 145, 149 |
| 後斜走線維 | 39 |
| 後十字靱帯 | 114, 115, 117 |
| 鉤状突起 | 28, 30 |
| 後上方面 | 86 |
| 鉤突窩 | 31 |
| 後方走査 | 2 |
| 股関節外旋筋群 | 90 |
| 骨頭 | 82 |

### さ

| | |
|---|---|
| 載距突起 | 146, 147, 149 |
| 三角筋 | 22 |
| 三角骨 | 55, 63 |
| 三角靱帯 | 146, 149 |

### し

| | |
|---|---|
| 示指伸筋 | 55 |
| 趾節間（IP）関節 | 154 |
| 膝蓋下脂肪体 | 101, 102 |
| 膝蓋腱 | 100〜102 |
| 膝蓋腱（靱帯） | 97 |
| 膝蓋骨 | 92, 93, 97, 98 |
| 膝蓋骨上脂肪体 | 92, 93 |
| 膝蓋骨尖 | 98, 100, 101 |
| 膝蓋骨底 | 98 |
| 膝蓋上囊 | 92, 93, 95 |
| 膝蓋上囊に貯留した水腫 | 96 |
| 膝窩筋 | 114, 117, 118 |
| 膝窩筋腱 | 109, 111, 112 |
| 膝窩筋腱溝 | 109, 110 |
| 膝窩動脈 | 114, 117 |
| 膝関節外側裂隙 | 109 |
| 膝関節内側裂隙 | 105, 106 |
| 脂肪体 | 27, 30, 31, 44, 46, 120, 121, 122, 163 |
| 尺骨 | 54 |
| 尺骨遠位 | 61, 63 |
| 尺骨茎状突起 | 61 |
| 尺骨鉤状突起 | 25 |
| 尺骨鉤状突起（結節） | 37, 39 |
| 尺骨神経 | 39, 51 |
| 尺骨神経溝 | 39 |
| 尺骨肘頭 | 39, 42 |
| 尺骨動脈 | 51 |
| 尺側手根伸筋 | 61, 63 |
| 尺側手根伸筋溝 | 62 |
| 尺側走査 | 2 |
| 尺側側副靱帯 | 76, 78 |
| 終止伸筋腱 | 73, 74 |
| 舟状骨 | 55, 56, 60, 140, 146, 147, 150, 151, 152, 154, 155 |
| 舟状骨結節 | 50, 51 |
| 舟状骨粗面 | 146, 147 |
| 小結節 | 5, 8, 9 |
| 踵骨 | 120, 128, 162, 163 |
| 踵骨前方突起 | 139, 140 |
| 踵骨前方突起損傷 | 141 |
| 踵骨隆起 | 119, 120 |
| 小指伸筋 | 55 |
| 掌側走査 | 2 |
| 掌側板 | 66, 69 |
| 小殿筋 | 87 |
| 小殿筋腱 | 86 |
| 小頭 | 30, 48 |
| 上橈尺関節 | 28 |
| 踵腓靱帯 | 128, 137 |
| 踵腓靱帯損傷 | 139 |
| 小平面 | 86 |
| 踵立方靱帯 | 140 |
| 踵立方靱帯損傷 | 141 |
| 小菱形骨 | 55 |
| 上腕筋 | 27, 28, 30 |
| 上腕骨 | 27 |
| 上腕骨外側上顆 | 32, 33, 34 |
| 上腕骨滑車 | 25, 44, 47 |
| 上腕骨結節間溝 | 5, 12 |
| 上腕骨鉤突窩 | 27 |
| 上腕骨小頭 | 25, 27, 42, 45 |
| 上腕骨大結節 | 5 |

169

| | |
|---|---|
| 上腕骨大結節骨折 | 20 |
| 上腕骨大結節上方面 | 13 |
| 上腕骨肘頭窩 | 44, 46 |
| 上腕骨頭 | 22, 23 |
| 上腕骨内側上顆 | 37 |
| 上腕三頭筋 | 46, 47 |
| 上腕三頭筋腱 | 43, 44, 47 |
| 上腕三頭筋内側頭 | 44 |
| 上腕二頭筋 | 27 |
| 上腕二頭筋腱 | 28 |
| 上腕二頭筋長頭腱 | 5 |
| 上腕二頭筋長頭腱炎 | 12 |
| 上腕二頭筋長頭腱断裂 | 12 |
| ショパール関節 | 153, 154 |
| 伸筋群の共同腱 | 35 |
| 深指屈筋腱 | 51, 66, 68 |
| 深膝蓋下滑液包 | 101 |
| 靱帯性腱鞘 | 67 |
| 真肋 | 165 |

### せ

| | |
|---|---|
| 正中神経 | 51 |
| 石灰沈着性腱板炎 | 19 |
| 前下脛腓靱帯 | 141 |
| 前下脛腓靱帯損傷 | 144 |
| 前距腓靱帯 | 134 |
| 前距腓靱帯損傷 | 137 |
| 前脛骨筋 | 113, 155 |
| 浅指屈筋腱 | 51, 66, 68 |
| 前斜走線維 | 39 |
| 前方走査 | 1, 2 |
| 前方面 | 86 |

### そ

| | |
|---|---|
| 総指伸筋 | 34, 55 |
| 総指伸筋腱 | 72, 73 |
| 足底筋 | 114, 116, 117 |
| 足底筋膜 | 163 |
| 側副靱帯 | 76, 78 |

### た

| | |
|---|---|
| 第1中足骨 | 150 |
| 第3,4,5中足骨 | 159 |
| 第4指基節骨での斜骨折 | 75 |
| 第5指基節骨骨折 | 74 |
| 第5中足骨 | 158〜160 |
| 大結節 | 9, 16 |
| 大腿骨 | 80, 85, 92, 94 |
| 大腿骨外側顆 | 110, 112, 116 |
| 大腿骨外側上顆 | 108, 109, 111 |
| 大腿骨頭 | 79〜90 |
| 大腿骨頸部 | 81 |
| 大腿骨骨頭 | 83 |
| 大腿骨前脂肪体 | 92, 93, 95 |
| 大腿骨大転子 | 79, 85, 87, 89, 90 |

| | |
|---|---|
| 大腿骨頭 | 79〜90 |
| 大腿骨内側顆 | 103, 114, 115, 117 |
| 大腿骨内側上顆 | 97, 105, 106 |
| 大腿四頭筋腱 | 92, 93, 95, 97, 98 |
| 大腿直筋 | 80, 81, 82, 83, 94 |
| 大腿二頭筋 | 111 |
| 大腿二頭筋腱 | 108, 111 |
| 大殿筋 | 90 |
| 大転子 | 86 |
| 大菱形骨 | 60 |
| 短軸走査 | 1 |
| 短趾伸筋 | 140 |
| 単純性股関節炎 | 84 |
| 短橈側手根伸筋 | 34, 54, 56 |
| 短腓骨筋 | 128 |
| 短腓骨筋腱 | 128 |
| 短母指伸筋 | 60 |

### ち

| | |
|---|---|
| 中央索 | 72, 73 |
| 中小面 | 13 |
| 中間 | 155, 157 |
| 中間楔状骨 | 156 |
| 中間広筋 | 80, 81, 94 |
| 肘関節捻挫に伴う血腫 | 49 |
| 肘筋 | 45, 48 |
| 中手骨 | 65, 73 |
| 中節骨 | 65, 68, 71, 75 |
| 中足趾節間（MTP）関節 | 154 |
| 中殿筋 | 87, 89 |
| 中殿筋腱後部線維 | 87 |
| 中殿筋腱後方線維 | 86 |
| 中殿筋腱前部線維 | 87 |
| 中殿筋腱前方線維 | 86 |
| 肘頭 | 37, 43, 47 |
| 肘頭窩 | 43 |
| 肘内障 | 31 |
| 腸脛靱帯 | 87, 107 |
| 腸骨下前腸骨棘 | 79, 83 |
| 腸骨大腿靱帯 | 82, 83 |
| 長軸走査 | 1 |
| 長趾屈筋 | 122, 123, 124 |
| 長趾屈筋腱 | 149 |
| 長趾伸筋 | 142, 143, 155 |
| 長趾伸筋腱 | 113 |
| 長・短腓骨筋腱 | 133, 138 |
| 長橈側手根伸筋 | 36, 54 |
| 長腓骨筋 | 128 |
| 長腓骨筋腱 | 128 |
| 長母指外転筋 | 60 |
| 長母趾屈筋 | 120〜122 |
| 長母指屈筋腱 | 51 |
| 長母趾屈筋腱 | 120 |

| | |
|---|---|
| 長母指伸筋 | 55, 56 |
| 長母趾伸筋 | 155 |
| 腸腰筋 | 82, 83 |

### て

| | |
|---|---|
| 停止腱 | 123, 124, 126 |
| 停止腱膜 | 124 |
| 底側走査 | 2 |

### と

| | |
|---|---|
| 橈骨遠位端骨折 | 53, 58 |
| 橈骨頭窩 | 27, 30 |
| 橈骨茎状突起 | 59, 60 |
| 橈骨頭 | 25, 28, 30, 32, 34, 36, 42, 45 |
| 豆状骨 | 50, 51 |
| 橈側走査 | 2 |
| 橈側側副靱帯 | 76, 78 |

### な・に

| | |
|---|---|
| 内果 | 144, 145 |
| 内側 | 114, 155 |
| 内側型野球肘 | 41 |
| 内側関節裂隙 | 103 |
| 内側楔状骨 | 147, 150 |
| 内側広筋 | 94 |
| 内側上顆 | 39 |
| 内側走査 | 2 |
| 内側側副靱帯 | 103 |
| 内側半月板 | 103 |
| 二分靱帯 | 139, 140, 158 |

### は

| | |
|---|---|
| パート | 120 |
| 背外側踵立方靱帯 | 140 |
| 背側走査 | 2 |
| 半月脛骨靱帯 | 103 |
| 半月大腿靱帯 | 103 |
| 半膜様筋 | 114 |
| 半膜様筋腱 | 115 |

### ひ

| | |
|---|---|
| 腓骨 | 132, 133, 135 |
| 腓骨外果 | 127, 128 |
| 腓骨頭 | 108〜111, 114 |
| 腓腹筋 | 123〜125 |
| 腓腹筋外側頭 | 116, 117 |
| 腓腹筋外側頭種子骨 | 118 |
| 腓腹筋筋腱移行部 | 123 |
| 腓腹筋内側頭 | 114, 115, 117 |
| 腓腹筋内側頭肉ばなれ | 127 |
| ヒラメ筋 | 123, 124, 126 |

### ふ・ほ

| | |
|---|---|
| ファベラ | 118 |
| 浮遊肋骨 | 165 |
| 分裂膝蓋骨 | 100 |
| 縫工筋 | 82, 83 |

## ま
| | |
|---|---|
| 末節骨 | 65, 66, 71, 75 |
| 末節骨骨折 | 161 |

## ゆ
| | |
|---|---|
| 有鉤骨 | 55 |
| 有頭骨 | 55, 56 |

## り
| | |
|---|---|
| リスフラン関節 | 154, 156, 157 |
| リスフラン関節症 | 156 |
| 立方骨 | 140, 155, 157, 158 |
| 輪状靱帯 | 28, 30, 36, 45 |

## ろ
| | |
|---|---|
| 肋軟骨 | 166 |
| 肋膜 | 166 |
| 肋間筋 | 165 |
| 肋骨 | 165 |
| 肋骨骨折 | 167 |

## わ
| | |
|---|---|
| 腕尺関節 | 30, 45, 48 |
| 腕橈関節 | 30 |

## 欧文

### A
| | |
|---|---|
| A1 pulley | 67 |
| AF | 87 |
| AITFL | 141 |
| anatomical snuff box | 60 |
| anterior facet | 86 |
| anterior inferior tibio-fibular ligament | 141 |
| anterior oblique ligament：AOL | 39 |
| anterior talo fibular ligament | 134 |
| ATFL | 134, 135 |

### B〜D
| | |
|---|---|
| Bassett 靱帯 | 143 |
| bifurcate ligament：BL | 139 |
| calcaneofibular ligament | 137 |
| CFL | 137, 138 |
| deltoid ligament | 145 |
| DL | 145 |
| DIP 関節 | 66, 73 |

### E
| | |
|---|---|
| ECRB | 36 |
| ECRL | 36 |
| EDC | 36 |
| EDL | 155 |
| EHL | 155 |
| extensor carpi radialis brevis muscle | 34 |
| extensor carpi radialis longus muscle | 36 |
| extensor digitorum communis muscle | 34 |
| extensor digitorum longus | 155 |
| extensor hallucis longus | 155 |

### F
| | |
|---|---|
| facet | 86 |
| fat pad sign | 49 |
| FDL | 149 |
| FDP | 66 |
| FDS | 66 |
| FHL | 120 |
| fibrillar pattern | 12 |
| flexor digitorum longus | 149 |
| flexor hallucis longus muscle | 120 |

### G〜K
| | |
|---|---|
| Gerdy 結節 | 108, 110, 112, 113 |
| Hoffa's fat pad | 101, 102 |
| iliotibial tract | 107 |
| ITT | 107, 108, 110〜113 |
| Kager's fat pad | 120 |

### L
| | |
|---|---|
| lateral collateral ligament | 107 |
| lateral facet | 86 |
| lateral meniscus | 107 |
| LCL | 107〜111 |
| LF | 86, 87 |
| LHB | 5〜15 |
| LM | 107 |
| Lister 結節 | 54〜56 |
| long head of biceps | 5 |

### M
| | |
|---|---|
| MCL | 39, 103, 105, 106 |
| MCL 深層線維 | 105, 106 |
| MCL 浅層線維 | 105, 106 |
| medial collateral ligament | 39, 103 |
| medial meniscus | 103 |
| meniscofemoral ligament | 103 |
| meniscotibial ligament | 103 |
| MF | 13, 16, 17 |
| MFL | 103, 105, 106 |
| middle facet | 13 |
| MM | 103, 105, 106 |
| MP 関節 | 65, 72, 76 |
| MTL | 103 |

### P
| | |
|---|---|
| PIP 関節 | 66, 72, 73, 76 |
| PIP 関節捻挫 | 70 |
| POL | 39 |
| posterior oblique ligament | 39 |
| posterior tibial tendon | 149 |
| postero-superior facet | 86 |
| PSF | 86, 87 |
| PTT | 149 |

### S
| | |
|---|---|
| SF | 13, 16, 17 |
| Saupe Ⅲ型 | 100 |
| superior facet | 13 |

### T
| | |
|---|---|
| TA | 155 |
| tibialis anterior | 155 |

【編集】

### 澤田　規(さわだ ただし)
　　明治鍼灸大学　鍼灸学部　鍼灸学科（現・明治国際医療大学）卒業
　　明治鍼灸柔道整復専門学校（現・明治東洋医学院専門学校）卒業
　　所属：宝塚医療大学保健医療学部柔道整復学科
　　役職：宝塚医療大学副学長　保健医療学部長　教授
　　学位：博士（医学）

### 渡辺　正哉(わたなべ まさや)
　　大東医学技術専門学校　柔道整復師科卒業
　　愛知医療学院　理学療法学科（現・愛知医療短期大学）卒業
　　最終学歴：名古屋市立大学大学院医学研究科博士課程
　　所属：上武大学ビジネス情報学部スポーツ健康マネジメント学科
　　役職：准教授
　　学位：博士（医学）

【著者】（順不同）

### 山田　直樹(やまだ なおき)
　　最終学歴：中部柔整専門学院（現：学校法人米田学園　米田柔整専門学校）卒
　　（柔道整復師）
　　所属：株式会社 MIZUHO. MEDICAL GROUP　代表取締役

### 新井　達也(あらい たつや)
　　最終学歴：呉竹学園・東京医療専門学校柔道整復科卒（柔道整復師）
　　勤務先：むさしの整骨院　院長

### 金田　晋(かなだ すすむ)
　　最終学歴：中部柔整専門学院卒（柔道整復師）
　　勤務先：仁介接骨院　院長

### 勝田　淨邦(かつた じょうほう)
　　最終学歴：大東文化大学経済学部経営学科卒（経営学士）
　　　　　　　大東医学技術専門学校柔道整復師科卒（柔道整復師）
　　勤務先：勝田接骨院鍼灸院　院長　九州医療スポーツ専門学校（講師）

### 曽山　良之輔(そやま りょうのすけ)
　　最終学歴：赤門鍼灸柔整専門学校　柔道整復科2部卒（柔道整復師）
　　　　　　　赤門鍼灸柔整専門学校　鍼灸指圧科卒
　　　　　　　（はり師，きゅう師，あん摩マッサージ指圧師）
　　勤務先：こうふく接骨院鍼灸院　院長

### 矢島　勇(やじま いさむ)
　　最終学歴：東京農業大学農学部農業工学科卒（農学士）
　　　　　　　赤門鍼灸柔整専門学校柔道整復師科卒
　　　　　　　（柔道整復師）（はり師，きゅう師，あん摩マッサージ指圧師）
　　勤務先：大里康復接骨院(おおさとこうふく)　院長

入門 運動器の超音波観察法 実技編
プローブ走査を中心に　　　ISBN978-4-263-24077-9

2018年1月10日　第1版第1刷発行
2022年3月20日　第1版第4刷発行

編　集　一般社団法人
　　　　日本超音波骨軟組織学会
発行者　白　石　泰　夫
発行所　医歯薬出版株式会社
〒113-8612　東京都文京区本駒込1-7-10
TEL．(03) 5395-7641 (編集)・7616 (販売)
FAX．(03) 5395-7624 (編集)・8563 (販売)
https://www.ishiyaku.co.jp/
郵便振替番号 00190-5-13816

乱丁，落丁の際はお取り替えいたします　　印刷・あづま堂印刷／製本・皆川製本所
©Ishiyaku Publishers, Inc., 2018. Printed in Japan

本書の複製権・翻訳権・翻案権・上映権・譲渡権・貸与権・公衆送信権（送信可能化権を含む）・口述権は，医歯薬出版（株）が保有します．
本書を無断で複製する行為（コピー，スキャン，デジタルデータ化など）は，「私的使用のための複製」などの著作権法上の限られた例外を除き禁じられています．また私的使用に該当する場合であっても，請負業者等の第三者に依頼し上記の行為を行うことは違法となります．

JCOPY ＜出版者著作権管理機構　委託出版物＞
本書をコピーやスキャン等により複製される場合は，そのつど事前に出版者著作権管理機構（電話 03-5244-5088，FAX 03-5244-5089，e-mail：info@jcopy.or.jp）の許諾を得てください．

● 六大関節の典型症例を中心にやさしく解説した初学者のためのテキスト！

# 入門 運動器の超音波観察法

■ 日本超音波骨軟組織学会 編
■ B5判　108頁　定価3,300円（税10％込）　ISBN978-4-263-24235-3

● 超音波工学の基礎，超音波画像のみ方・よみ方をやさしく解説．さらに超音波による非侵襲性の検査法により，リアルタイムに病態観察が可能であることを懇切に解説した初学者のためのテキスト．

◆ 本書の目次

**第1章　超音波工学の基礎**
はじめに　超音波検査装置とその原理　波の要素　表示法　走査様式　画像の成り立ち　超音波の周波数による特徴　エコーレベル　アーチファクト　超音波検査装置活用のすすめ

**第2章　超音波画像のみ方・よみ方**
画像の抽出の基本　超音波観察のコツ
Ⅰ．上肢編　肩関節の観察　腱板の観察　肘の観察　前方走査　外方走査　内方走査　後方走査
Ⅱ．下肢編　股関節の観察　大腿部の観察　膝の観察　下腿部の観察　足部の観察

**第3章　臨床応用／六大関節の典型症例**
はじめに　●上腕二頭筋長頭腱炎　●橈骨頸部骨折　●橈骨遠位端骨折　●股関節捻挫・単純性関節水腫　●大腿部肉ばなれ　●オスグッド病　●アキレス腱炎　●第5中足骨骨折

---

● エコー観察のコツやエコー観察のメリットを最大限活かせるよう「超音波観察のポイント」を具体的に簡潔にまとめた実践書！

# 運動器のエコー観察症例集

■ 中村辰三・増田雅保・川村　茂　著
■ A4判　162頁　定価5,060円（税10％込）　ISBN978-4-263-24286-5

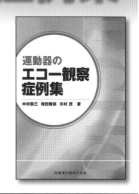

● 柔道整復師が施術に際して，超音波観察装置を用いることは有効なツールであり，多くの施術所でも取り入れられつつある．そこで本書では，施術現場で得られたデータをもとに「エコー観察のコツやエコー観察のメリット」を柔道整復師が最大限に活かせるように「超音波観察のポイント」，「観察のヒント」を具体的，かつやさしくまとめた．

◆ 本書の主要目次

上肢帯　上肢　肘部　手部　下肢帯　下肢　膝部　下腿部　足関節部　体幹　観察のヒント

---

医歯薬出版株式会社　〒113-8612 東京都文京区本駒込1-7-10　TEL03-5395-7610　FAX03-5395-7611　https://www.ishiyaku.co.jp/